KB193607

사카린의 진실

당뇨·비만 환자여, 사카린을 먹어라

사카린의 진실

당뇨·비만 환자여,

사카린을 먹어라

김동길 지음

기파랑

머리말

음식물은 다섯 가지 맛이 균형이 잡히되
담백해야만 심신이 상쾌하게 된다.
－ 동의보감 －

"당뇨병 환자여, 사카린을 먹어라."

어느 때부터인가 나는 만나는 사람들에게 이렇게 말해 왔다. 아니 당뇨병을 걱정하는 사람에게도 사카린을 먹는 것이 좋다고 했고, 비만 환자나 비만에 신경을 쓰는 사람에게도 같은 소리를 했다.

때문에 나는 '사카린 전도사'라느니, '사카린에 홀린 사람'이라느니 하는 소리도 듣는다.

어떤 사람은 "사카린은 유해식품이 아니냐?", "사카린은 발암 물질이 아니냐?"며 나를 이상한 눈으로 보기도 한다. 그러나 사카린은 발암 물질도 유해식품도 아니다.

사카린은 단맛이 설탕의 300배이지만 칼로리가 제로이고, 혈당 지수도 제로다. 그렇기 때문에 설탕을 먹어서는 안 되는 당뇨병 환자나 비만 환자에게 사카린은 축복받은 감미료나 다름없다.

더구나 사카린은 열에 강하고 물에 잘 녹아 식품 첨가물로서도 그만이다. 여기에 감미도 차이를 감안하면 값도 설탕의 30분의 1이어서 경제적으로도 이점이 많다.

지금 설탕이 우리 건강에 해롭다는 연구 결과가 분출하고 있지만 사카린은 오히려 안전하며 식품 첨가제로 효과가 좋다는 실험 결과가 잇따르고 있다. 그런 사실을 모르는 사람이 아직도 너무 많다.

내가 사카린과 처음 인연을 맺은 것은 지난 2004년 1월 JMC라는 회사를 인수하면서부터다. 40여 년 간 염료회사를 경영했던 나는 그 회사에서 생산하는 염료 원료가 필요해 인수했다. 그런데 이 회사에서 사카린을 생산하고 있었던 것이다.

그 때까지만 해도 나는 사카린에 대해 거의 몰랐다고 해도 과언이 아니다. 남들이 말하는 대로 우리 몸에 나쁜 것이 아닐까 하는 의심이 남아있어 사카린 생산을 집어치우려 했다.

그러나 외국의 유명 의약품, 식음료 회사들이 계속 우

리의 사카린을 수입해갔다. 이상하다는 생각이 들어 이런 저런 자료를 찾아보았다.

각종 자료들에 따르면 이미 10여 년 전 세계보건기구(WHO)와 국제암연구소(IARC), 미국 독성연구 프로그램(NPT)에서 사카린은 발암 물질이 아닌 것으로 공식 결론을 내렸다는 것이 아닌가. 2010년에는 미국 환경보호청(EPA)도 이를 근거로 그해 12월 사카린을 「인체 유해물질 리스트」에서 삭제하고, 버락 오바마 미국 대통령 역시 사카린의 안전성을 자신 있게 말하고 있었다.

지금으로부터 38년 전인 1977년 캐나다의 한 연구소가 쥐를 상대로 실험한 결과 사카린이 쥐에게 방광암을 유발한다고 발표한 적이 있었다. 그러나 그 실험은 잘못된 것으로 판명이 난지 오래다.

사카린은 그동안 억울한 누명을 썼던 것이다.

"아니 이런 사실이 어째서 그동안 제대로 알려지지 못했던 것인가?"

나는 답답했다. 어떻게 하든 누명을 벗기고 싶었다.

사카린이 안전하다는 것은 이미 공인된 사실이다. 또 조사에 따르면 우리나라 사람들의 1일 평균 사카린 섭취량은 국제 기준의 1%에 불과하다. 사카린 과다 섭취를 걱정할만한 수준도 전혀 아니다.

지인 중에 평생 단맛을 외면하며 살던 당뇨병 환자가 내가 추천한 사카린을 통해 다시 단맛을 접하고 행복해하던 모습을 나는 잊을 수 없다.

　막걸리를 만드는 사람들은 막걸리에 사카린을 넣으니 맛도 좋아졌고 제조 원가도 낮아졌다고 입을 모은다. 김치나 깍두기를 담글 때 사카린을 넣으면 그 아삭아삭하는 씹는 맛이 더 오래간다는 사실은 세계 김치연구소의 실험 결과에도 나타났다.

　설탕 사용량의 10%만 사카린으로 대체하면 국가 경제에도 보탬이 되고, 물가 안정에도 도움을 줄 수 있다.

　나는 오래 전부터 사카린 규제를 풀어야한다고 생각했다. 그래서 관계 부서를 상대로 사카린 사용 규제를 풀도록 설득해나가기 시작했다. 심지어는 법정 공방까지 벌였다.

　그 결과 우리나라에서도 지난 2012년 3월 사카린에 대한 일부 규제가 풀렸고, 2014년 10월 다시 추가로 풀려 허용 품목이 확대됐다.

　그러나 이것이 끝은 아니다. 일반인들 사이에서는 아직도 사카린에 대한 부정적 인식이 완전히 불식되지 못하고 있다.

　50여 년 전에 일어났던 소위 '사카린 밀수사건'과, 40

여 년 전 캐나다의 한 연구소가 발표한 잘못된 연구결과가 만들어낸 사카린에 대한 부정적 인식, 그것이 아직도 일반인들의 뇌리에 강하게 각인돼 있는 것이다.

최근에는 사카린이 암 치료에 효과가 있다는 연구 결과가 발표되어 의료진들뿐만 아니라 항암 치료를 받고 있는 환자들의 비상한 관심을 불러 일으키고 있다. 미국 플로리다 의과대학 로버트 매케너 교수 연구팀은 2015년 3월 23일, 미국화학학회(ACS) 전국학회 보고회를 통해 사카린이 암의 증식에 필요한 중요한 역할을 하는 탄산탈수효소 IX(carbonic anhydrase IX)라는 단일 단백질과 결합하여 이 단백질을 비활성화시켜 항암 효과를 낸다는 사실을 발견한 것이다. 이 연구에는 이탈리아의 플로렌스 대학과 오스트레일리아의 그리피스 대학 연구진들도 공동으로 참여했다.

중요한 것은 사카린이 carbonic anhydrase IX는 억제하지만 다른 체내 필수 단백질에는 아무런 영향을 주지 않는다는 사실이었다. 이번 연구를 통하여 지금까지 아무도 예상하지 못한 사카린의 또 다른 효과, 즉 항암 효과가 과학적으로 입증된 셈이라고 할 수 있다.

국내에서도 사카린의 항암 효과에 관한 연구가 이루어졌다. 고려대학교 대학원 의생명융합과학과 김성욱 교수 연구팀이 암세포를 대상으로 체외에서 시행한 항증식성 평가 연구에서 사카린이 농도 의존적으로 암세포에 대한 세포증식 억제효과를 보였다고 발표했다. 이 연구 논문은 2016년 10월 대한임상검사 학회지를 통하여 '사카린이 인간의 암세포 및 중간엽줄기세포에 미치는 영향 연구' 라는 제목으로 발표되었다. 연구팀은 4종의 인간 암세포와 1종의 쥐 암세포를 사카린을 투여한 그룹과 투여하지 않은 그룹으로 나누어 비교 실험한 결과 사카린을 투여한 그룹에서 암세포수가 현저하게 감소한 것을 확인했다. 또한 사카린의 농도가 증가함에 따라 암세포의 감소가 더욱 두드러졌다. 반면 인간 골수 유래 중간엽줄기 세포에는 항증식성이 나타나지 않아, 정상 세포의 안정적인 증식에는 영향을 주지 않는 것을 확인했다. 비록 체외에서 세포를 대상으로 한 연구 단계이긴 하지만, 사카린이 정상 세포에는 영향을 주지 않으면서 암세포를 선택적으로 공격하여 증식을 억제하는 기능을 가졌다는 것은 놀라운 사실이 아닐 수 없다.

이 책을 쓰게 된 것은 이런 사카린에 대한 일반의 잘못된 인식을 바로잡아야겠는 생각에서다. 잘못된 정보로 인한 잘못된 인식이 문제다.

당뇨병 환자나 비만 환자들에게, 그리고 나아가 당뇨

병과 비만을 피하려는 사람들에게, 그야말로 암브로시아(=그리스 신화에서 신들이 먹는 음식으로 이를 먹은 사람은 늙지 않는다고 전해진다)나 다름없는 사카린이 억울한 누명을 쓰고 더 이상 지하 감방에 갇혀 있어서는 안 된다고 나는 생각한다.

그래서 나는 진심으로 이렇게 권한다.

"아무 염려 말고 사카린을 드세요!"

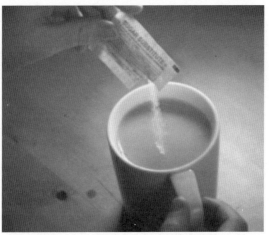

Doug Dollemore. American Chemical Society

A form of saccharin, an artificial sweetener, could lead to the development of drugs that battle aggressive cancers.

우리나라 식품첨가물공전(Korean Food Additives Codex)에 따르면 우리나라에서는 식품 첨가물로 사카린나트륨만을 사용할 수 있다. 외국의 경우에는 사카린과 그 염류(나트륨, 칼륨, 암모늄, 칼슘)가 모두 사용되고 있다. 사카린염은 사카린에 염류를 첨가한 것이다. 우리나라에서는 식품에 첨가하는 사카린이나 시판되는 사카린은 곧 사카린나트륨을 말하므로 이 책에서는 일반적으로는 사카린이라는 용어를 사용하고 특정 사카린염을 나타낼 때는 그 염류의 이름을 사용하도록 하겠다.

식품첨가물공전이란 식품위생법에 근거해 식품의약품안전처(2013년 이전에는 식품의약품안전청이었음. 이하 연도에 관계없이 식품의약품안전처로 통일함) 처장이 식품첨가물의 규격기준 등을 정한 것으로 판매를 목적으로 하는 식품첨가물의 제조와 사용에 관한 기준과 성분규격을 싣고 있다.

목 차

1장

사카린과 나

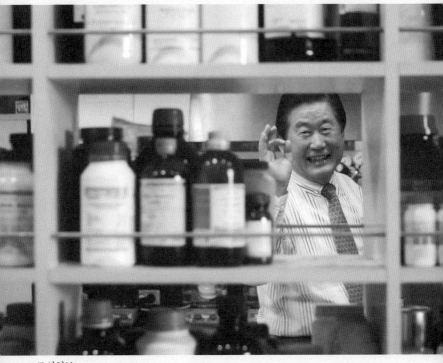

사카린과 나

. . .

꿈이 없다면 인생은 쓰다.

– 리튼 –

나는 어렸을 때부터 이상하게 화학을 좋아했다. 집에 시험관과 플라스크 등을 사 놓고 화학 약품을 가지고 밤을 새워가며 이런 저런 실험을 하는 것이 그렇게 좋았다. 이미 고등학교 때 화약 폭탄을 만들 수 있을 정도의 실력을 갖고 있었다. 어머니에게 혼이 나면서도, 무엇인가 새로운 물질은 아니더라도 처음 보는 물질이 만들어지는 것이 내 마음을 사로잡았다. 그래서 어렸을 때부터 화학 쪽으로 장래의 진로를 잡고 있었다.

화학을 좋아하던 소년

나는 1938년 경남 진주에서 3남매의 막내로 태어났다.

아버지는 건축 관계의 일을 하셔서 내가 태어날 때만 해도 집안은 넉넉한 편이었다고 한다. 그러나 내가 태어난 지 8개월 만에 아버지가 돌아가시면서 생활은 어려워졌다. 어머니는 진주의 재산을 정리한 뒤 우리 3남매를 데리고 부산으로 나왔다.

나는 부산고등학교를 졸업하고 서울대학교 사범대학 화학과에 들어갔다. 서울대 대학원에서도 화학을 전공했다. 대학을 졸업하고 잠시 고등학교에서 교편을 잡았지만, 늘 화학에 대한 목마름이 있었다.

그러다 어느 날 일간지를 통해 태흥산업이라는 곳에서 낸 '화학과 출신 연구원 모집'이라는 광고를 봤다. 당시 태흥산업은 새로 화학 염료를 만들겠다며 새 출발을 한 회사로, 화학 전공자 50명을 채용하려 하고 있었다. 미련 없이 학교를 그만두고 지원을 했고, 다행히 합격되어 자리를 옮겼다. 그리고 얼마 후 당시 염료 산업의 선두 주자이던 이화산업으로 스카우트되면서 다시 자리를 옮겼다.

실제로 화학 회사에서 일을 해보니 너무 신바람이 났다. 물론 내 적성이 맞았기 때문이기도 했지만, 매일같이 야근을 하며 일을 해도 어려운 줄도 몰랐고 싫증도 나지 않았다. 여러 가지 염료 특허를 출원하는 등 염료 기술자로서 이름을 낼 수도 있었다. 이것이 내 천명이구나 싶었다.

그렇게 좋았던 화학을 본격적으로 염료 개발에 접목시키며 이런 저런 책을 들여다보고 선진국의 정보를 접하다보니 우리나라의 염료 산업은 왜 아직 이런 수준에 머물러 있는지 한심한 생각이 들었다. 그 때까지도 염료 개발이나 합성 기술을 가진 사람들이 자기 기술을 절대로 일반에 전수하지 않고, 자기가 신임하는 직원들에게 오로지 말로만 이리저리 가르치던 시절이었다.

염료를 한 번 새로운 방향으로 개발해보고자 하는 의욕이 마음속에서 싹트기 시작했다. 우리 염료가 선진국의 개발품을 모방하는 상황에서 벗어나 더 나은 입지를 가지려면, 어떻게든 새로운 개발품을 내서 시장을 이끌어가야 한다고 믿었다.

그 때가 1970년대 초였다.

사카린과의 조우

1971년 10월 나는 신오화학공업사라는 이름의 염료 회사를 설립했다. 신오화학공업사는 1976년 회사명을 경인화학으로 바꾸고, 다시 1977년 경인양행으로 법인 전환하여 오늘에 이르고 있다.

내 운명을 바꾼 첫 번째 전기(轉機)가 경인양행의 설립이라면 두 번째 전기는 바로 2004년의 JMC 인수다.

원래 회사명이 제일물산공업(주)인 JMC는 1953년 부산에 세워진 국내 최초의 사카린 제조업체였다. 그러나 사카린에 대한 규제가 본격적으로 시작되면서 된서리를 맞아 이리저리 팔려 다니는 신세에 처해 있었다.

그래도 우리나라에서 사카린을 생산하던 3개의 회사 가운데 조흥화학공업과 (주)금양은 1990년 말 사업을 접어 당시로서는 JMC가 국내 유일의 사카린 제조회사였다.

2002년 우리에게 인수 제의가 들어왔다. 당초 우리가 관심을 가지고 있었던 것은 사카린이 아니라 염료의 중간체 원료인 파라베이스라는 물질이었다. 그러나 JMC가 생산하는 파라베이스는 품질 면에서는 세계 최고였지만, 중국이나 인도 제품과 싸워서는 가격경쟁력이 없었다. 그래서 일단 인수를 거절한 상황이었다. 그리고 2년 후 다시 인수제의가 와 내가 직접 제안서를 자세히 살펴봤다.

당시 JMC는 사카린을 만들기도 했지만 좋은 화학 시스템을 갖추고 있어서 각종 화학 반응 과정에서 여러 가지 기초 화학물질을 만들어 낼 수 있었다. 이것은 화학을 천명이라고 생각하고 있는 나로서는 매우 흥미로운 점이었다. 이것을 이용하면 여러 가지 물질을 만들어 낼 수 있었다.

그래서 2004년 11월 JMC를 인수하여 경인양행의 자회사로 편입했다.

당시 일반인들은 사카린을 완전히 유해물질의 표본으로 여기고 있었다. 가게에서 산 가공 식품의 성분 표시에 사카린이 있으면 당장 불량식품으로 보고 쳐다보지도 않았던 시절이었다. 화학 분야에서 우수한 기술을 갖고 있던 JMC가 앞서 경영상 어려움을 겪은 것도 바로 이 사카린 때문이었다.

따라서 회사 내에서는 사카린 제조를 중단하자는 주장도 나왔다. 나도 처음에는 그럴 생각이 없지는 않았다. 그 같은 분위기 아래 몇 년간 수출에 의존해 사카린 생산을 계속해나가던 중 하나의 전기가 찾아왔다.

중국이 2008년 베이징 올림픽을 준비하면서 환경규제를 강화한 것이다. 중국 당국의 환경규제 강화는 중국에 있던 세계 최대의 사카린 제조회사의 문을 닫는 결과를 가져왔고, 이 여파로 전 세계에 사카린 품귀 현상이 일어났다. 가격도 kg당 5달러에서 한 때 30달러까지 치솟았다. JMC에는 세계 여러 회사로부터 사카린을 찾는 주문 전화가 잇달았다. 덕분에 JMC 인수 이후 그동안 누적됐던 적자를 말끔히 해소할 수 있었다.

오바마 대통령의 대답

당시 국내에서 사카린을 사용할 수 있는 식품은 단무지나 뻥튀기 정도였다. 일부 음료로도 쓰는 것이 허용되어 있었지만 눈치를 보느라 실제로 사용하는 곳은 거의 없었다.

그러나 전문가들의 이야기를 들어보니 그것은 우리나라의 경우에만 해당하는 일이었다. 다른 나라에서는 반드시 그런 것만이 아니었던 것이다. 한국과 달리 미국, 일본, 유럽에선 치약이나 의약품, 다이어트 음료 등에 사카린이 널리 쓰이고 있었다.

우리가 생산하는 사카린의 90%는 외국으로 수출됐다. 그 주요 구매 회사는 다국적 식음료 회사, 치약과 구강 청정제와 제약회사들이었다.

나는 의문이 들었다. 우리나라에서는 대표적인 발암 물질로 여겨져 심지어 '공포의 백색가루'라고도 불리는 사카린을 왜 다른 나라에서는 이처럼 애타게 찾는 것일까?

그 대답은 엉뚱하게도 미국의 오바마 대통령이 해주었다.

2011년 1월 미국의 경제신문 〈월스트리트저널〉을 뒤적이다가 오바마 대통령의 기고문이 내 눈에 띄었다. 「21세기의 규제 시스템을 향하여」라는 제목의 이 기고문에서 오바마 대통령은 이렇게 말하고 있었다.

"예를 들어 식품의약국(FDA)은 오래전부터 인공 감미료인 사카린을 사람들이 먹어도 안전한 것으로 여겨왔

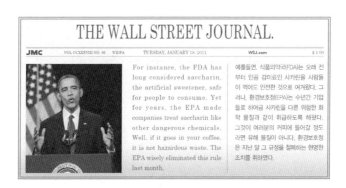

THE WALL STREET JOURNAL.

JMC VOL CCXXXVIII NO. 96 WE/PA TUESDAY, JANUARY 18, 2011 WSJ.com $ 1.00

For instance, the FDA has long considered saccharin, the artificial sweetener, safe for people to consume. Yet for years, the EPA made companies treat saccharin like other dangerous chemicals. Well, if it goes in your coffee, it is not hazardous waste. The EPA wisely eliminated this rule last month.

예들들면, 식품의약국(FDA)는 오래 전부터 인공 감미료인 사카린을 사람들이 먹어도 안전한 것으로 여겨왔다. 그러나, 환경보호청(EPA)는 수년간 기업들로 하여금 사카린을 다른 위험한 화학 물질과 같이 취급하도록 해왔다. 그것이 여러분의 커피에 들어갈 정도라면 유해 물질이 아니다. 환경보호청은 지난 달 그 규정을 철폐하는 현명한 조치를 취하였다.

다. 그러나 환경보호청(EPA)은 수년간 기업들로 하여금 사카린을 다른 위험한 화학 물질과 같이 취급하도록 해왔다. 그것이 여러분의 커피에 들어갈 정도라면 유해물질이 아니다. 환경보호청은 지난 달 그 규정을 철폐하는 현명한 조치를 취했다." 바로 이것이었다. 미국에서는 대통령까지 나서서 사카린의 안전성을 강조하며 그 규제 완화를 '현명한 조치'라고 치하하지 않는가?

이것을 계기로 나는 사카린에 관한 보다 더 구체적인 자료를 수집하기 시작했다. 그 결과 내가 모르던 사실들이 속속 드러났다.

이미 세계보건기구(WHO)는 1993년에 사카린이 인체에 안전하다고 발표했고, 국제암연구소(IARC)와 미국 독성연구프로그램(NPT)도 1998년과 2000년에 잇달아 사카린을 발암 물질에서 제외했다. 미국 식품의약국은 2001년 사카린의 안전성을 인정했으며, 미 환경보호청도 이를 근거로 2010년 12월 사카린을 '인체 유해물질 리스트'에서 삭제했던 것이다. 이처럼 전 세계는 이미 사카린이 유해물질이 아니라는 결론을 내리고 규제를 속속 풀고 있었다.

우리나라에서도 이미 오래전부터 이런 사실이 알려져 있었다. 그럼에도 불구하고 사용 규제는 여전했고, 일반의 잘못된 인식은 불식되지 못하고 있었던 것이다. 흡사 무죄로 판명이 난 선량한 시민이 무서운 감옥에 여전히 갇혀 있는 꼴이나 마찬가지였다.

어류 독성 실험

사카린이 암을 일으킨다는 것은 진실이 아닌 것으로 판명이 났다. 그렇지만 과연 사카린은 다른 감미료들, 특히 설탕보다 안전할까? 답은 여러 감미료 중 사카린이 가장 안전하다는 것이었다. 우리는 이것을 알아보기 위해 직접 어류 독성 실험을 했다.

감미도가 같은 설탕과 사카린 수용액에서 물고기의 생존 기간을 비교하는 실험을 해보았다. 설탕 9% 농도와 그와 같은 감미도의 사카린 0.03% 용액에서 실험을 했다(사카린의 감미도는 설탕의 약 300배). 설탕과 사카린 용액의 수조에 각각 물고기를 20마리씩 넣은 후, 시간 경과에 따라 폐사되는 물고기 수를 비교해보았다.

설탕 9% 농도의 수조에서는 1일 차에 6마리, 2일 차에 14마리, 그리고 3일 차에 20마리가 전부 폐사하였다. 같은 감미도의 사카린 용액 수조에서는 7일 차까지 단 한

[표 1] 설탕 9% 용액과 같은 감미도의 사카린 용액에서 폐사 수

구분	1일 차	2일 차	3일 차	5일 차	7일 차
설탕	6	14	20	-	-
사카린	0	0	0	0	0

마리도 죽지 않았다.([표 1] 참조)

　이번에는 농도를 올려서 설탕 12% 농도와 그와 같
은 감미도의 사카린 용액에서 동일한 실험을 했다. 설
탕 12% 용액과 감미도가 같은 사카린 용액의 농도는
0.04%다. 그 결과, 설탕 12% 수조에서는 하루가 채 되
지 않아 전부 폐사하였다. 그러나 같은 감미도의 사카
린 용액 수조에서는 1주일(7일)이 지나도 한 마리도 폐사
하지 않고 여전히 펄펄 살아 헤엄치고 있었다.([표 2] 참조)

[표 2] 설탕 12% 용액과 같은 감미도의 사카린 용액에서 폐사 수

구분	1일 차	2일 차	3일 차	5일 차	7일 차
설탕	20	-	-	-	-
사카린	0	0	0	0	0

　제브라피쉬를 대상으로 LC_{50} 값을 측정하는 실험에
들어갔다.

LC$_{50}$이란 실험 대상의 50%를 죽일 수 있는 물에 녹아 있는 물질의 양이다. LC$_{50}$이 낮을수록 독성이 강한 것이다. 각 감미료의 LC$_{50}$을 측정하여 상대적인 독성을 비교해 보기로 했다.

우선 설탕이다. 여러 개의 수조에 농도가 다른 설탕 용액을 채운 후, 생후 3~4개월 된 제브라피쉬 20마리씩 넣고 96시간 경과 후 절반이 폐사하는 농도, 즉 LC$_{50}$ 값을 확인해 들어가는 실험을 하였다.

1차 실험에서 설탕의 LC$_{50}$ 값은 8%와 9% 사이임을 확인하였다. 이후 그 범위를 점점 좁혀 가면서 5차례에 걸쳐 실험을 해나갔다. 최종 5차 실험은 8개의 수조에 설탕 농도를 각각 8.33%~8.40% 구간에서 0.01%씩 달리하여 실험을 실시하였다.

8.37% 이상의 설탕 용액에서는 72시간 경과 후 모두 폐사했고, 96시간 경과 후 8.35%에서 9마리, 8.36%에서 10마리가 폐사했다. 실험 결과, 설탕의 LC$_{50}$ 값은 8.36%였다. (표 3) 참조

한편 사카린의 LC$_{50}$을 확인하는 실험도 그와 같은 방법으로 실시했다. 1차 실험에서 사카린의 LC$_{50}$ 값은 1.8%와 2.5% 사이임을 확인하였다. 이후 그 범위를 점점 좁혀가면서 5차례에 걸쳐 실험을 해나갔다.

[표 3] 설탕 LC$_{50}$ 측정 실험

농도	경과시간	8.33%	8.34%	8.35%	8.36%	8.37%	8.38%	8.39%	8.40%
폐사 마리 수	72 시간 후	0	0	0	0	20	20	20	20
	96 시간 후	6	7	9	10	–	–	–	–

[표 4] 사카린 나트륨 LC$_{50}$ 측정 실험

농도	2.09%	2.10%	2.11%	2.12%	2.13%	2.14%
폐사 마리수	4	4	6	10	14	14

　최종 5차 실험은 2.09%~2.14% 구간에서 0.01%씩 농도를 달리하여 LC$_{50}$ 값 측정에 들어갔다. 실험 결과, 사카린의 LC$_{50}$ 값은 2.12%였다. ([표 4] 참조)

　위의 실험에서 설탕과 사카린의 LC$_{50}$ 값은 각각 8.36%와 2.12%이다.

　사카린은 설탕보다 300배 더 달다. 즉, 설탕과 같은 감미도를 내려면 사카린은 설탕 사용량의 1/300을 쓰면 된다. 따라서 사카린의 LC$_{50}$ 값에 해당하는 2.12%는 같은 감미도의 설탕 용액으로 환산하면 2.12%×300배=636%에 해당한다.

　감미도 차이를 감안하면 설탕이 사카린보다 76배 정

도 독성이 더 강하다는 사실을 이 실험이 보여주고 있는 것이다. ([표 5] 참조)

[표 5] 설탕과 사카린의 같은 감미도에서의 상대적 독성 비교

구분	설탕	사카린
LC_{50}	8.36%	2.12%
감미도(설탕 대비)	1	300배
LC_{50}값과 같은 감미도의 설탕 농도	8.36%	636%
사카린 대비 상대 독성(같은 감미도)	76배	1배

한편 아스파탐과 사카린도 비교했다. 두 인공 감미료의 장기간 생육에 따른 상대 독성 실험에서 아스파탐 0.8% 수용액에서는 약 120시간 후에 반수 치사량(Lethal Dose 50)을 나타냈다. 반면, 같은 0.8%의 사카린 수용액에서는 600시간 후에 반수 치사량 수치에 도달했다.

반수 치사량에 도달하는 시간으로 상대적 독성을 비교하면 아스파탐이 사카린보다 5배 강하며, 감미도 차이(설탕 대비 사카린은 약 300배, 아스파탐은 약 200배)를 감안할 때는 사카린보다 약 7.5배 독성이 강하다는 것을 알 수 있다.

MSDS

우리 회사 연구소의 실험 결과는 주관적일 수 있다는 지적을 받을 수도 있다. 그러나 정부의 공식적인 발표에서는 설탕이나 아스파탐의 독성이 더 크게 나타나 있다. 고용노동부 산하 안전보건공단에서 제공하는 물질안전자료(MSDS)에 나타난 설탕과 사카린, 아스파탐의 LD_{50} 값이 이를 말해 준다.

현재 국내에서는 특정 화학 물질을 사용하는 작업장에서는 해당 물질의 MSDS를 비치하도록 규정하고 있다. 즉 MSDS란 전 세계에 시판되고 있는 화학 물질의 특성을 설명한 공식 명세서이며, 공식 기관이 보증하는 수치인 셈이다.

LD_{50}이란 반수 치사량으로 피(被) 실험동물에 실험 대상 물질을 투여할 때 피 실험동물의 절반이 죽게 되는 양을 말한다. 대체로 설치류 등의 동물에 실험 물질을 한 번 투여하고, 2주일 동안의 사망률을 관찰해 반수 치사량을 계산한다. 안전보건공단의 MSDS에 나타난 각각의 LD_{50} 값은 사카린이 17.0 g/kg, 설탕이 29.7 g/kg, 아스파탐이 4.0 g/kg이다.

각각의 감미도 차이를 감안해 상대적 독성을 비교하면

사카린에 비해 설탕은 172배, 아스파탐은 6.4배 독성이 더 강한 것으로 나온다.([표 6] 참조)

[표 6] MSDS의 LD_{50}에 의한 상대 독성 비교

구 분	사카린	설탕	아스파탐
LD_{50}	17.0g/kg	29.7g/kg	4.0g/kg
설탕 대비 감미도	300배	1	200배
LD_{50}값과 같은 감미도의 설탕 농도)	5,100g/kg	29.7g/kg	800g/kg
사카린 대비 상대 독성	1배	172배	6.4배

혈당 실험

2014년 8월 SBS TV에서 혈당을 직접 실험하는 프로그램이 방영된 적이 있다. 보통 사람 3명에게 30g의 설탕물을 마시게 한 뒤 2시간 후에 혈당(단위는 mg/dl)을 측정했다. 그 결과 한 사람은 107에서 166으로, 다른 한 사람은 98에서 132로, 또 한 사람은 129에서 221로 각각 증가했다.([표 7] 참조)

이들에게 다시 앞서의 당도와 같은 사카린을 탄 물을 마시게 하고 혈당을 쟀다. 그 결과 한 사람은 132에서

[표 7] 설탕 섭취 2시간 후 혈당 수치 변화

	섭취 전	섭취 후
A 실험자	107	166
B 실험자	98	132
C 실험자	129	221

[표 8] 사카린 섭취 2시간 후 혈당 수치 변화

	섭취 전	섭취 후
A 실험자	132	96
B 실험자	98	86
C 실험자	129	127

96으로, 다른 한 사람은 98에서 86으로, 또 한 사람은 129에서 127로 각각 감소했다.([표 8] 참조)

우리는 자체적으로 혈당 실험을 해 보았다. 결과는 비슷하게 나왔다.

사내 직원 10명의 지원자를 대상으로 그 중 5명은 설탕 30% 용액을 100ml마시게 한 후 혈당을 측정했다. 설탕물을 섭취한 5명의 혈당 수치는 각각 98→125, 105→119, 99→130, 117→147, 90→106으로 상승했다.([표 9] 참조)

그러나 같은 당도의 사카린 물을 마신 5명의 혈당 수

[표 9] 설탕 섭취 1시간 후 혈당 수치 변화

	섭취 전	섭취 후
실험자 1	98	125
실험자 2	105	119
실험자 3	99	130
실험자 4	117	147
실험자 5	90	106

[표 10] 사카린 섭취 1시간 후 혈당 수치 변화

	섭취 전	섭취 후
실험자 6	119	99
실험자 7	120	118
실험자 8	127	120
실험자 9	96	91
실험자 10	134	128

치는 각각 119→99, 120→118, 127→120, 96→91, 134→128로 감소했다.([표 10] 참조)

위와 같은 결과는 사카린이 혈당에 영향을 주지 않아 시간이 지남에 따라 혈당 수치가 낮아진 것으로 보여진다.

결론은 한마디로 혈당 수치가 제로인 사카린은 혈당에 아무런 영향을 미치지 않는 것이었다. 이처럼 혈당에 아무런 영향을 주지 않으므로, 혈당 관리가 필요한 당뇨병 환자도 마음 놓고 먹을 수 있는 것이 사카린이다.

무해한 정도가 아니었다. 사카린은 설탕과 비교할 때 우리 몸에 더 좋은 매우 우수한 감미료라는 사실을 알게 된 나는 이대로 그냥 두어서는 안 된다고 생각했다.

설탕의 과용이 우리 몸에 얼마나 큰 해독을 끼치는지는 이미 여러 연구 결과 자세히 드러나 있다. 반면 사카린은 이런 여러 부작용에서 해방된 건강 물질이다. 특히 설탕을 먹어서는 안 되는 당뇨병 환자나 비만 환자들에게는 사카린이야말로 안심하고 단맛을 즐길 수 있는 멋진 식품이었다.

이런 사실을 알고도 가만히 있는 것은 사카린을 만드는 사람으로서 직무유기나 다름없다고 생각했다. 이때부터 나는 '사카린 전도사'로 변신했다.

사카린(saccharin)은 화학적으로 벤조산 설피나이드라고 불리는 분자식 $C_7H_5NO_3S$, 분자량 183.18의 무색에서 백색의 결정 또는 백색의 결정성 분말이다. ([표 11] 참조)

사카린은 주로 석유류에서 추출되는 '톨루엔'이라는 물질을 원료로 복잡한 화학반응을 거쳐 만들어낸다. 톨루엔은 방향족(芳香族) 탄화수소로서, 벤젠의 수소 하나가 메틸기로 치환된 구조를 가진 가연성 액체인 메틸벤젠($C_6H_5CH_3$)의 일반명이다. 톨루엔은 초기 톨루발삼(남미 산의 향기로운 냄새가 나는 수지)으로부터, 이후 석탄, 석유로부터 증류를 거쳐 얻었다.

현재는 주로 원유 정제 과정 중에 생산되고 있다. 그래서 사카린 논쟁 초기 사카린 반대론자들은 사카린이 석유 찌꺼기인 콜타르로부터 만들어진다고 비하하기도 했다.

당시 일반인들에게 콜타르는 석탄이나 석유로부터 나오는 검은 쓰레기로 보였다. 하지만 실은 화학자들에게는 새로 발견된 정밀화학의 보고였다. 콜타르를 뜨겁게 가열하면 벤젠, 톨루엔, 아닐린과 같은 유용한 물질들이 쏟아져 나온다. 이 물질들은 20세기 화학 산업을 본격적으로 발전시키는 계기를 제공했다.

최초의 합성 염료인 '모브', 최초의 합성 의약품인 '아스피린', 그리고 최초의 합성 감미료인 '사카린'이 바로 이 콜타르를 원료로 개발된 것들이다. 모두가 1856년에서 1879년 사이에 이룩된 위대한 발명이었다.

[표 11] 사카린의 분자 구조

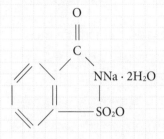

$$O$$
$$\|$$
$$C$$
$$NNa \cdot 2H_2O$$
$$SO_2O$$

사카린 제조 방법에는 렘센·팔베르크법과 마우미법 두 가지가 있다. 우리나라에서는 렘센·팔베르크법을 이용한다. 렘센·팔베르크법을 전문적인 용어로 설명하면 이렇다.

톨루엔을 클로로설폰산으로 설폰화하고, 암모니아수 중에 주입하여 아미드화하여 얻어지는 OTSA(O–톨루엔설폰아미드)를 전해(電解) 산화법으로 산화하여 사카린을 만든다. 이것을 탄산나트륨이나 수산화나트륨 용액에 녹여서 감압 농축하면 사카린나트륨 결정을 얻을 수 있다. 렘센·팔베르크법은 정제를 물로 3회 이상 함으로써 제조 원가는 높지만 유기 용매와 같은 불순물이 존재할 수 없어 마우미법보다 고(高)순도의 사카린을 만들 수 있다.

2장

사카린을 먹어라

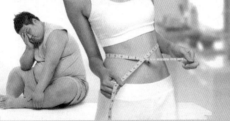

사카린과 건강

신은 우리에게 먹을것을 보냈고
악마는 요리사를 보냈다.

- 톨스토이 -

사카린은 정말로 좋은 감미료다. 안전성은 물론이거니
와 건강에도 좋고, 음식의 맛을 내는데도 다른 어떤 감
미료보다 월등하다.

첫째, 열량이 제로다.

1g당 열량을 비교하면 설탕이 4kcal인데 비해 사카린
은 0kcal다. 그래서 다이어트에 도움을 준다.

둘째, 혈당 지수도 제로다.

설탕의 혈당 지수는 65, 포도당은 100, 과당은 19

[표 12] 사카린과 아스파탐의 내열성 비교 – 온도 변화에 따른 성분 잔량 비교

온도	100℃	150℃	160℃	170℃	180℃	190℃	200℃	250℃
사카린	99%	98%	97%	98%	98%	98%	95%	96%
아스파탐	95%	91%	82%	9%	1%	1%	1%	1%

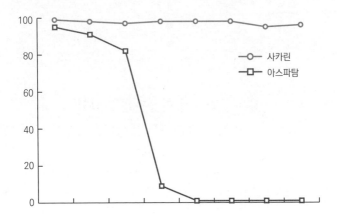

다. 그래서 사카린은 당뇨병 환자에게 기적과 같은 감미료다.

셋째, 열에 대한 안정성이 높다.

다른 인공 감미료들보다 훨씬 높은 섭씨 228.8~229.7도에서 녹으며, 섭씨 200도에서도 안정성을 나타낸다. 따라서 고온에서 만드는 식품들에서도 그 맛이 변치 않는다. 반면 같은 인공 감미료인 아스파탐의 경우 150도 정도에서 분해되기 시작해 170도에서는 90% 이상이 분

해되어 감미료로서의 기능을 상실한다.([표 12] 참조)

넷째, 물에 잘 용해된다.

상온에서 100ml의 물에 녹은 양은 아스파탐은 1g, 수크랄로스는 28g, 효소처리스테비아는 10g인데 비해, 사카린은 83g이다. 그래서 음식 조리에 적합하다.

다섯째, 가격이 싸다.

감미도를 감안할 때 사카린의 가격은 설탕의 30분의 1정도다. 그래서 설탕 대신 사카린을 사용할 경우 가정 경제나 국가 경제에 도움을 줄 수 있다.

여섯째, 감미도가 우수하다.

단맛이 설탕의 300배정도이며, 아스파탐의 1.5배다. 한 가지 단점이라면 다량을 섭취했을 때 쓴 맛이 남는다는 점이 있을 뿐이다.

현재 감미료의 대표 주자는 설탕이다. 그러나 설탕은 현대인들에게 당뇨병, 비만 등 각종 질병을 일으키는 직접 또는 간접적인 원인으로 지적되고 있다.

이를 피하려면 어떻게 해야 하나? 간단하다. 설탕 대신 사카린을 사용하는 것이다.

사카린과 건강

20년가량 당뇨병으로 고생하는 친구가 있다.

평소 모든 일에 철저했던 그는 당뇨병 진단을 받은 후 여러 가지 음식에 대해 조심을 했지만, 무엇보다도 먼저 설탕과는 인연을 끊어버렸다. 설탕이 든 빵, 과자, 음료는 일절 손에 대지 못했다. 설탕뿐만이 아니라 모든 단맛과 이별했다.

당뇨병 진단 후 식성이 더욱 까다로워진 그는 직장에서도 집에서 만든 도시락으로 점심을 했고, 식사 후 피를 빼 혈당을 체크하는 것이 습관화됐었다. 그러다보니 기호 식품은 생각도 못했고, 무엇을 먹는 것이 즐거움이 아니라 하나의 고역이었다.

그에게 사카린에 대해 이야기해주었다. 칼로리 제로, 혈당 지수 제로이니 마음껏 먹어도 안전하다고…. 처음에 그는 암, 유해, 운운하며 이것저것 한참을 머뭇거렸다.

그러나 최근 그는 환한 얼굴로 내게 고맙다는 말을 그치지 않는다. 설탕이 들지 않은 커피를 시키더니 주머니에서 사카린을 꺼내 타 먹으며 아주 만족한 미소를 지었다.

"여러 가지로 알아보니 사카린이 안전하더군. 그래서

먹게 됐어. 덕분에 아주 오랜만에 단맛을 느끼고 있어. 단맛이 이렇게 좋은 것인지 몰랐네. 비아그라가 발기 부전 환자들에게 행복을 찾아 주었듯이 내게는 이 사카린이 먹는 행복을 가져다주었어."

"그래, 별다른 부작용도 없지?"

"병원에도 알아보았는데 아무 문제없다고 하더군. 왜 이런 것을 그동안 몰랐는지 몰라. 사카린이 안전하다는 것도 오래전에 밝혀진 사실이라며?"

나는 그에게 회사에서 만든 사카린 홍보 자료를 건네주며 다른 사람들에게도 알려주라고 당부했다. 그는 헤어지며 이렇게 말했다.

"사카린은 축복 받은 감미료야!"

당뇨 환자 1천만 명

우리나라의 당뇨병 환자 수는 매년 크게 늘고 있다.

대한당뇨병학회가 발표한 「2012년 한국인 당뇨병 연구 보고서」에 따르면 2010년 기준으로 국내 만 30세 이상 성인 10명 중 1명(10.1%)이 당뇨병 환자였다. 그 비율은 나이가 들수록 증가해 65세 이상은 22.7%에 이르렀

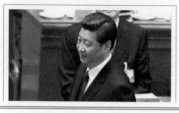

朝鮮日報
chosun.com

1920년 3월 5일 창간   안내 (02) 724-5114 구독배달 080-900-0077

한국 성인 1000만명이 당뇨 증세

환자 320만·前단계 혈당장애 640만명 급증세
고령화·비만 영향… 합병증 '국가 재앙' 우려

고령 사회를 맞아 대표적인 만성질환인 당뇨병이 무섭게 증가하고 있다. 우리나라 65세 이상 인구 다섯 명 중 한 명이 당뇨병 상태로 조사된 것이다. 당뇨병 전(前) 단계로 불리는 공복(空腹) 혈당 장애까지 합치면 노년 인구의 절반(47.4%)이 당뇨병 환자이거나 당뇨병 일보 환자로 나타났다.

대한당뇨병학회는 이런 내용을 골자로 한 '2012 한국인 당뇨병 연구보고서' 를 8일 발표했다. 보고서에

다. 이를 기준으로 학회는 현재 국내 당뇨병 환자 수를 320만 명으로 추산하고 있다.

전체 성인의 당뇨병 발생 비율(=유병률)은 2001년 8.6%, 2005년 9.1%였다. 최근의 증가 추세를 감안하면 2020년에는 424만 명, 2050년에는 591만 명에 이를 것이라고 학회는 전망했다.

당뇨병 단계는 아니지만, 음식으로 섭취한 혈당이 적절한 인슐린 분비 작용으로 분해되지 않고 오랫동안 높게 유지되는 공복 혈당 장애도 대거 포진하고 있다. 당뇨병 직전 단계로 분류되는 잠재 환자들로, 노년층에서는 4명 중 1명꼴이다. 45~64세 중·장년층에서 당뇨병 환자는 11.9%였고, 공복 혈당 장애는 그 2배인 22.9%

나 됐다.

국내 30세 이상 전체 성인을 대상으로 하면, 10명 중 3명(30.0%)이 환자이거나, 공복 혈당 장애로 당뇨병 직전 그룹에 속해 있다. 이런 것을 모두 합하면 우리나라의 경우 1천만 명이 당뇨 증세를 앓고 있는 것이다.

당뇨병과 설탕

당뇨병은 관리만 잘하면 정상적인 생활을 할 수 있다. 그러나 생활에는 여러 가지 불편함이 따른다. 각종 식이요법은 물론 운동요법과 함께 적절한 약을 복용해야 한다. 그중에서 가장 큰 고통은 아마도 설탕을 먹지 말아야 한다는 점일지 모른다.

설탕은 당뇨병 환자들에게 치명적인 식품이다. 설탕은 곡물의 주성분인 다당류가 아니라 단순당이다. 따라서 체내에서 아주 빠르게 흡수되기 때문에 혈당을 급격하게 상승시켜 당뇨병 환자를 위험에 빠뜨릴 수 있다.

더구나 당뇨병 초기로 증상이 아직 나타나지 않아 미처 적절한 조치를 취하고 있지 않은 사람의 경우 무심코 먹는 설탕이 생명과도 관계되는 큰 문제를 일으킬 수 있다.

설탕이 당뇨병을 일으키는 직접적인 원인은 아니라고 말하는 사람이 많다. 그렇지만 최근 남아프리카공화국의 당뇨병 전문의 캠벨 박사는 설탕과 당뇨병 간에는 상당한 인과관계가 있다고 지적했다.

그에 따르면 1880년 덴마크 시민 한 사람이 소비하는 정제 설탕 소비량은 연간 29파운드(약 13㎏)였고, 당시의 당뇨병 사망률은 10만 명당 1.8명이었다. 1911년에는 설탕 소비량이 두 배 이상 늘어나 1인당 82파운드(약 37㎏) 이상이 되었고, 그 해의 당뇨병 사망률은 10만 명당 8명이었다. 1934년에는 1인당 설탕 소비량이 113파운드(약 51㎏) 정도였고, 당뇨병 사망률은 10만 명당 18.9명이었다는 것이다.

사카린은 당뇨병에 안전하다

당뇨병 환자에게 설탕은 치명적인데 반해 사카린은 왜 안전한가?

설탕은 체내에서 대사작용을 통해 포도당과 과당으로 분해되어 인체에 흡수된다. 이에 비해 사카린은 미각 세포만 자극할 뿐 이러한 대사 작용을 거치지 않고 그대로 소변을 통해 배출된다. 사카린이 당도는 설탕의 300배이지만 칼로리가 제로이고, 혈당 지수도 제로인 것은 이 때문이다. 사카린을 먹어도 혈당이 높아지는 것을 전혀 걱정할 필요가 없다는 이야기다.

혈당 지수(Glycemic index;GI)란 일정한 양의 식품을 섭취한 후의 혈당 상승 정도를 같은 양의 표준 탄수화물 식품을 섭취 후의 혈당 상승 정도와 비교한 값이다.

전통적인 전분 식품, 파스타, 전곡류, 쌀, 두류 등에 포함된 당은 혈당 지수가 낮은 식품에 속하고, 설탕이나 단당류 등은 혈당 지수가 높은 식품에 속한다. 낮은 혈당 지수의 식품을 섭취하는 것은 당뇨병과 심장 순환계 질병의 예방과 치료에 효과가 있는 것으로 알려져 있다.

따라서 혈당 지수가 0인 사카린이 당뇨병 환자나 당뇨병을 우려하는 사람에게는 최고의 안전 식품이라는 사실은 두말할 필요가 없을 것이다.

학회의 권고

대한당뇨병학회에서도 이런 점들을 잘 알고 있기에 공

식 홈페이지의 당뇨병 환자를 위한 식사요법과 관련, 저열량 감미료 부분에서 다음과 같이 권고하고 있다.

"설탕, 꿀, 물엿, 시럽, 초콜릿, 사탕, 탄산음료 등 단순당이 많이 함유된 식품을 먹을 경우 혈당이 급격하게 높아질 수 있고, 열량에 비해 몸에 좋은 영양소는 거의 가지고 있지 않기 때문에 가급적 제한하는 것을 권합니다. 만약 설탕이 포함된 음식을 먹고 싶다면 식사 계획에서 다른 탄수화물 섭취량을 그만큼 줄이거나, 혈당 조절을 위해 인슐린이나 혈당 강하제를 추가해야 할 수 있습니다.

하지만 사카린과 아스파탐과 같은 인공 감미료는 단맛을 내지만 혈당과 체중에 대한 영향이 적어 당뇨병이 있는 경우 설탕 대용품으로 이용할 수 있습니다. 일반적으로 자유롭게 먹을 수 있는 식품 중 다이어트 콜라, 다이어트 사이다 등이 바로 이러한 인공감미료를 이용한 제품들입니다."

한 가지 덧붙이고 싶은 것은 현재 우리나라에서 팔리는 다이어트 콜라, 다이어트 사이다에는 아직도 사카린에 대한 국민 정서를 감안해 사카린은 넣지 못하고 아스파탐과 아세설팜칼륨이라는 인공 감미료를 넣는다는 점이다. 그러나 나중에 다시 설명하겠지만 사카린은 아스파탐 보다 더 안전하다. 그래서 미국 등의 다이어트 콜라, 사이다에는 사카린이 들어간다.

사카린과 비만

비만도 현대인의 공공의 적이다. 현대인 어느 누구도 비만에서 자유롭지 못하다. 잠시만 방심하면 비만이 된다. 주 원인은 말할 것도 없이 열량 섭취량 증가와 운동 부족이다.

인류는 진화 과정에서 음식이 부족할 때를 대비해 에너지를 저장할 수 있는 유전자를 발전시켜 왔다. 그래서 열량이 높은 식품을 추구하는 것은 인간의 본능에 가깝다고 한다. 그러나 산업의 발전으로 과거와는 다르게 고(高)칼로리, 고지방 식품이 늘어나고 에너지 소모 활동은 오히려 줄어들면서 비만 환자는 급속도로 늘어나고 있다. 오늘날 가정의 식탁은 물론이고 우리 주변에 널려 있는 각종 기호 식품이나 음료수도 열량 덩어리들이다.

비만은 온갖 질병의 원인이다. 비만이 고지혈증, 고혈압, 동맥경화, 당뇨병, 지방간, 관절 이상의 발생 비율을 현저하게 증가시킨다는 것은 이미 잘 알려진 사실이다.

대한비만학회가 밝힌 바에 의하면 비만은 전 세계적으로도 급속히 늘고 있으며, 국내만 하더라도 매년 약 40만 명의 성인 비만 환자가 늘어난다고 한다. 국민건강 통계에 따르면 비만 유병률은 1998년 26.0%에서 2011년 31.4%로 증가 추이를 보였다. 이 중 남자는 35.1%, 여자는 27.1%로 남자가 여자보다 8%포인트 정도 높았다. 미국에서는 비만과 관련한 질병으로 사망한 사람이 한 해에 28만~32만5천 명에 이른다고 한다.

뿐만 아니라 우리나라의 소아(小兒) 및 청소년 비만도 이미 적색 경고등이 켜진 상태다. 대한비만학회 조사 자료로는 전체 소아 청소년 비만율이 1998년 4.2%에서 2008년 6.7%로 60% 증가했다. 특히 소득 하위 25%인 저(低) 소득층의 소아 청소년 비만율은 같은 기간 동안 5%에서 9.7%로 두 배 가까이 늘어났다.

교육과학기술부의 자료에 의하면 최근 초중고생의 비만율이 14.3%로 10년 전에 비하여 두 배 가까이 증가했다. 더 큰 문제는 10~14세의 비만율에서는 세계 최고 비만국인 미국을 앞질렀다는 사실이다.

대한비만학회의 분석 결과에 따르면 소아 청소년 비만의 70% 정도가 성인 비만으로 연결돼 당뇨나 고혈압의 주 원인이 되며, 비만아의 37.5%에서 당뇨병과 고혈압

등의 성인병이 발생하고 있는 것으로 나타났다.

어린이들에게 비만이 나타나는 것은 우리 주변에 널린 열량 덩어리 기호식품들 탓이다. 그런 식품 자체의 열량도 문제지만, 그런 식품들에 어린이들이 좋아하는 단맛을 내기 위해 사용하는 감미료도 문제다.

어린이 기호 식품에 단맛의 주 원료로서 설탕이 아닌, 제로 칼로리이면서 당질 반응이 없는 사카린을 넣어야 하는 이유가 여기에 있다. 사카린은 열량이 제로이기 때문이다. 따라서 사카린을 먹으면 우선 설탕이나 다른 설탕류가 만들어내는 열량을 제거할 수 있다.

사카린의 항암 효과

얼마 전 사카린이 암 치료에 효과가 있다는 연구 결과가 발표되었다. 지난 2015년 3월 23일 미국 덴버에서 개최된 제249차 미국화학학회(ACS) 전국 학회에서 사카린의 항암 효과에 관한 연구 결과가 발표되면서 비상한 관심을 불러 일으켰다. 참고로 미국 화학학회(American Chemical Society)는 화학 분야에서 세계 최고의 권위를 자랑하는 학회다. 미국 플로리다 의과대학의 로버트 매케너 교수외 6인은 사카린이 암의 증식에 중요한 역할을 하는 carbonic anhydrase IX(탄산 탈수효소IX)라는 단일 단백질과 결합하여 이 단백질을 비활성화시켜 항암 효과를 낸다는 사실을 발견한 것이다. 이 연구에는 미국 플로리다 대학 외 이태리 플로렌스 대학과 호주의 그리피스 대학 연구진들이 공동으로 참여했다. carbonic anhydrase IX는 암 세포와 그 주변의 pH를 조절하고, 암 세포의 성장과 전이에 필요한 적정 산도를 유지해 주는 역할을 한다.

대부분의 건강한 인체 세포에서는 이 단백질이 발견되지 않아 항암제 개발의 주요 표적 물질이 되어 왔다. 그런데, carbonic anhydrase IX는 신체의 건강을 유지하는데 필요한 다른 형태의 carbonic anhydrase와 형태가 유사하여 선별적으로 억제하는 물질을 개발하는 것이 관건이었다. 이 문제를 이태리 플로렌스대학 연구팀이 해결한 것이다. 즉 사카린이 carbonic anhydrase IX는 억제하지만 다른 carbonic anhydrase에는 어떤 영향도 주지 않는 사실을 발견한 것이다. 나아가 호주 그리피스 대학연구팀은 glucose에 사카린을 연결시킨 복합물질이 사카린 자체보다 carbonic anhydrase IX에 약 1,000배 더 잘 결합하는 사실도 발견하였다.

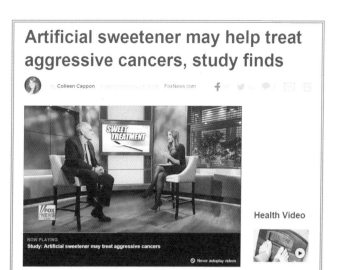

Artificial sweetener may help treat aggressive cancers, study finds

By Colleen Cappon   FoxNews.com

SWEET TREATMENT

FOX NEWS

Health Video

NOW PLAYING
Study: Artificial sweetener may treat aggressive cancers

⊘ Never autoplay videos

    국내에서도 사카린의 항암 효과에 관한 연구가 이루어 졌다. 고려대학교 대학원 의생명융합과학과 김성욱 교수 연구팀이 암세포를 대상으로 체외에서 시행한 항증식성 평가 연구에서 사카린이 농도 의존적으로 암세포에 대한 세포증식 억제효과를 보였다는 연구 결과를 발표했다. 이 연구 논문은 2016년 10월 대한임상검사학회지를 통하여 '사카린이 인간의 암세포 및 중간엽중기세포에 미치는 영향 연구' 라는 제목으로 발표되었다. 연구팀은 4종의 인간 암세포와 1종의 쥐 암세포 등 총 5종의 암세포와 정상 세포인 인간 골수 유래 중간엽 줄기

세포를 대상으로 실험하였다. 실험된 모든 세포는 48시간 동안 다양한 사카린의 농도로(0.0/4.8/7.2/9.6/12.0/14.4mg/ml) 처리 하였다. 그 결과 사카린을 처리한 그룹에서 사카린을 처리하지 않은 그룹과 비교하였을 때 눈에 띄는 암세포 수의 감소가 관찰되었다. 또한 처리한 사카린의 농도가 증가할수록 암세포 수의 감소가 두드러지는 것을 확인했다. 이에 반해, 정상 세포인 인간 골수 유래 중간엽 중기 세포를 대상으로 한 사카린의 세포 독성 실험에서는 세포수의 감소나 비정상적인 세포의 형태, 세포의 불안정한 부착 또는 세포의 부유 등이 관찰되지 않았다. 즉, 사카린은 정상 세포에는 어떠한 손상도 주지 않는다는 것이다. 비록 체외에서 세포를 대상으로 한 연구 단계이긴 하지만, 사카린이 정상 세포에는 영향을 주지 않으면서 암 세포를 선택적으로 공격하여 증식을 현저하게 억제하는 기능을 가졌다는 것은 놀라운 사실이 아닐 수 없다.

이렇게 되면 발암 논란의 누명을 벗어 던진 사카린이 이젠 항암 물질로 각광을 받게 되는 역전 드라마가 펼쳐지게 되는 것이다.

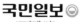
국민일보 ◎
www.kmib.co.kr

시사 > 전체기사

'사카린'에 암세포 증식 억제 효능 있다

고려대 김성욱 교수팀 연구 결과... 국내서 항암효과 확인된 건 처음

입력 : 2016-10-04 04:13

인공감미료, '사카린'(사진)에 암세포 증식을 억제하는 효능이 있다는 연구결과가 나왔다.

고려대대학원은 최근 의생명융합과학과 김성욱 교수팀이 인간과 쥐 암세포주(株)와 골수유래 중간엽 줄기세포주를 대상으로 한 세포독성 평가실험을 통해 사카린의 항(抗)세포증식 효과를 확인했다고 3일 밝혔다.

국내에서 사카린의 항암효과가 확인되기는 이번이 처음이다. 연구결과는 대한임상검사학회지(KJCLS) 최근호에 게재됐다. 이 논문에 따르면 암세포주의 종류에 따라 약간의 차이를 보이긴 했어도 실험대상 암세포들은 사카린 농도가 높아질수록 증식능력이 약해졌다.

연구팀은 실험대상 암세포주를 두 그룹으로 나누고, 사카린을 투여한 그룹(실험군)과 그렇지 않은 그룹(대조군) 사이에 48시간 동안 어떤 변화가 일어나는지 각각 비교 관찰했다.

그 결과 실험군의 암세포수가 대조군에 비해 현격하게 줄어든 것으로 밝혀졌다. 사카린의 세포독성으로 인해 실험군의 암세포 증식이 억제됐기 때문이다.

실험대상 암세포는 인간 암세포주(H460, H157, A549, SKOV3) 4종과 쥐 암세포주(Raw264.7) 1종, 인간골수 유래 중간엽 줄기세포주(MSCs) 1종 등 모두 6종이었다. 사카린은 1879년 발명된 인공감미료로, 감미도가 설탕의 300배에 이르는 식품첨가물이다.이기수 의학전문기자

과연 우리 주변 각종 식품들의 열량은 어떤지 한번 살펴보자

갈비탕 1인분
300kcal

갈치 한 토막(50g)
50kcal

감자튀김 한 봉지(68g)
220kcal

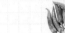
고등어 한 쪽(50g)
75kcal

고추(100g)
20kcal

고추장 한 큰 술
34 kcal

곱창전골 1인분
550kcal

귤 한 개(50g)
24kcal

깍두기(100g)
30kcal

꿀 한 큰 술
69 kcal

낙지전골 1인분
185kcal

달걀 한 개(50g)
75kcal

도넛 한 개(30g)
125kcal

돈까스 1인분
553kcal

돼지고기(100g)
125kcal

돼지 족발(100g)
150kcal

된장찌개
130kcal

딸기 10알(100g)
23kcal

떡볶이 1인분
482kcal

라면 한 봉(100g)
454kcal

막걸리 한 잔(200ml)
100kcal

만둣국 1인분
477kcal

물냉면 1인분
520kcal

배추김치 한 접시(100g)
30kcal

버터(작은 술 하나)
101kcal

맥주 한 컵(200ml)
100kcal

보리밥 한 공기(200g)
300kcal

볶음밥 1인분
617kcal

불고기 1인분
385kcal

비빔밥 1인분
500kcal

사이다(250ml)
105kcal

설탕 한 큰 술
35kcal

소주 한 잔(50ml)
90kcal

쇠고기(100g)
125kcal

스파게티 1인분
473kcal

식빵 한 쪽+땅콩버터
207kcal

식빵 0.1쪽+잼 한 큰 술 식용유(참기름, 들기름) 큰 술(15g) 쌀밥 한 공기(200g)
165kcal   120kcal   300kcal

아이스크림(100g)
220kcal

(흰)우유(200ml)
125kcal

자장면 1인분
670kcal

청국장
200kcal

초콜릿(100g)
549kcal

커피+프림1, 설탕1
38kcal

컵라면 한 개(65g)
300kcal

팝콘(100g)
459kcal

탕수육 1인분
616kcal

토스트 한 쪽(60g)
200kcal

핫도그 한 개(100g)
280kcal

맛과 사카린

. . .

나는 사카린이 당뇨병과 비만 환자들에게 오히려 좋다
는 점을 알게 되면서부터는 누군가 붙여준 별명대로 '사
카린 전도사'처럼 사방을 돌아다니며 사카린 홍보를 해
왔다. 그것은 설탕의 해독을 알면 알수록 사카린을 보다
더 널리 알려야겠다는 것이 하나의 사명처럼 내게 다가
왔기 때문이다. 특히 나는 식품 첨가물로 사카린을 사용
하면 저열량 저혈당 제품을 만들 수 있다고 끈기 있게 설
득해왔다.

그러나 사카린은 단순히 당뇨병이나 비만 등 건강에만
좋은 것은 아니었다. 의외의 곳에서도 호평을 받았다. 특
히 김치나 깍두기 등에 사카린을 사용하면 오래도록 단

맛이 감소하지 않아 신 내와 신 맛을 어느 정도 상쇄시킬 수 있었고, 아삭아삭하는 식감도 설탕이나 다른 감미료를 넣었을 때보다 더 오래 지속된다면서 사카린을 사용해본 김치 회사 측은 무척 반겨했다.

김치 맛의 비밀

우리나라의 김치는 그 종류가 많지만 대표적인 것이 배추김치다. 배추김치는 배추를 절이고 그 사이사이에 각종 양념으로 버무려진 속을 넣은 후 얼마간의 숙성 기간을 거쳐 만들게 된다.

이 때 약간의 감미료가 들어가는데 그동안 대부분이 감미료로 설탕을 넣어왔다. 그렇지만 일부 경험자들 사이에서는 설탕 대신 사카린을 넣을 경우 맛이 더 좋아진다는 것이 하나의 비밀 아닌 비밀이었다.

세계김치연구소의 이미애 선임연구원 팀이 2014년 8월에 발표한 「사카린의 첨가가 김치의 발효 및 품질특성에 미치는 영향」은 이러한 사실을 과학적으로 입증한 것이다. 세계김치연구소는 우리의 대표적인 전통 음식인 김치와 관련한 연구 개발을 종합적으로 수행하는 한편,

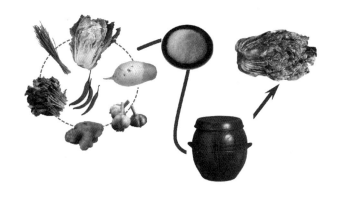

김치의 세계화를 이루기 위해 2010년 한국식품연구원 부설기관으로 설립된 정부 출연 연구기관이다.

연구팀은 우선 각각 설탕, 사카린, 스테비오사이드, 솔비톨을 넣어 일반적인 방식으로 김치를 담근 후 4℃의 냉장 온도에서 28일간 저장 및 숙성하면서 1주 간격으로 이화학적, 미생물학적 및 관능적 품질 변화를 분석했다.

사용된 설탕, 사카린, 스테비오사이드, 솔비톨은 단맛이 모두 다르기 때문에 전자 혀(=사람의 혀 대신 전자적으로 맛을 분석하는 장치) 분석을 통해 조정한 결과, 감미도가 설탕을 1을 기준으로 할 때 사카린은 300배, 솔비톨은 0.6배, 스테비오사이드는 100배로 측정되어 이를 기준으로 김치의 배합비에 맞춰서 첨가했다. 즉 설탕 1.5% 첨가한 것을 기준으로 삼아 사카린 0.005%, 솔비톨 2.5%, 스테비오사이드 0.015%를 첨가한 것이다.

우선 이화학적, 미생물학적 검사 결과 가운데 중요한 내용은 다음과 같이 요약할 수 있다.

■ 배추김치의 pH(=산성이나 알칼리성의 정도를 나타내는 수치), 산도(酸度, 신맛)는 초기에는 많은 차이가 없었으나 발효가 진행됨에 따라 설탕을 첨가한 배추김치의 경우 발효가 빨리 진행돼 발효 후반에 다른 배추김치들보다 훨씬 낮은 pH와 높은 산도 값을 나타내었다. 반면, 사카린을 첨가한 배추김치의 pH는 높고 산도는 낮았다.

■ 경도 값(=딱딱한 정도)은 초기 사카린을 첨가한 배추김치의 경도 값이 높았으나, 발효가 진행됨에 따라 증가하였다가 2주차 후부터는 전체적으로 감소했다. 이에 견주어 사카린을 첨가한 배추김치의 경도 값은 다른 감미료를 넣은 배추김치들보다 높은 값을 나타냈다.

■ 단맛은 설탕을 넣은 배추김치가 다른 배추김치들에 비해 아주 낮은 점수를 받았고, 저장 기간 동안 낮은 점수를 계속 유지했다. 다른 배추김치들에서는 저장 초기

큰 차이는 없었다. 그렇지만 사카린을 첨가한 배추김치가 단맛이 매우 높았고, 발효가 진행되어도 단맛을 유지했으며, 발효 후기에도 단맛에 대한 점수가 특별히 높았다. 이는 사카린이 물에 잘 용해되며, 또한 환경 변화에 영향을 덜 받았음을 뜻하는 것으로 보인다.

■ 아삭한 정도는 김치를 갓 담군 저장 초기에 가장 높은 점수를 나타냈으며, 저장 기간이 경과함에 따라 감소하는 경향을 보였다. 발효 4주째 사카린과 스테비오사이드를 첨가한 배추김치의 점수가 가장 높았다.

■ 이런 전체적인 맛과 색, 냄새 등을 종합한 전체적인 기호도에서는 감미료를 첨가하지 않은 배추김치와 설탕을 첨가한 김치는 저장 기간이 경과할수록 점차 높은 점수를 획득했다. 사카린을 첨가한 김치는 저장 14일째 가장 높은 점수를 받았다. 스테비오사이드를 첨가한 김치의 경우, 처음에는 좋았지만 점차 감소하는 것으로 나타났다.

솔비톨의 경우에는 저장 7일째에 가장 높은 점수를 획득한 뒤, 21일까지는 높은 점수를 유지하다 28일째 감

[표 13] 사카린 첨가 배추 김치 외 4종의 관능적 특성 변화

	저장기간(주)	사카린	설탕	스테비오사이드	솔비톨
아삭한 정도	1	5.90±1.49	5.40±1.65	5.60±1.26	5.30±1.57
	2	5.40±1.65	5.10±1.45	5.00±0.94	5.30±1.34
	3	5.50±1.77	4.70±1.33	4.90±1.29	5.10±1.66
	4	5.23±1.70	4.65±1.29	5.10±1.07	4.50±1.58
종합적 기호도	1	4.60±1.17	5.20±1.03	4.80±1.75	5.70±1.06
	2	5.50±1.55	5.60±0.70	4.40±1.43	5.00±1.33
	3	5.50±0.97	5.60±1.17	4.50±1.35	5.60±1.90
	4	5.45±1.58	5.50±1.65	4.60±1.25	4.60±1.84

소하는 것으로 나타났다.([표 13] 참조)

이 같은 관능적 검사 결과를 바탕으로 연구진은 이렇게 결론을 내리고 있다.

"설탕을 첨가한 김치의 경우 아삭한 맛이나 무른 정도에서는 낮은 점수를 받았으나, 전체적으로 종합적 기호도에서 좋은 점수를 받았다. 사카린을 첨가한 김치 또한 스테비오사이드 등 다른 감미료와 비교하였을 때 이취나 이미 부분에서 좋은 점수를 받았다. 과숙한 맛이나 무른 정도에서는 다른 감미료를 넣은 배추김치에 비해 좋은 점수를 받았으며, 발효 후반까지 아삭함이 유지된 결과를 보여주었다. 결론적으로 사카린을 첨가한 김치가

관능적 특성에서 우수한 것으로 나타났다."

깍두기와 사카린

세계김치연구소는 깍두기에 대해서도 동일한 실험을 했으며, 그 결과는 배추김치와 크게 다르지 않다. 연구소는 관능적 실험 결과 종합적 기호도 부문에서 이렇게 결론을 내리고 있다.

"발효 0주차에서는 설탕을 첨가한 깍두기가 높은 점수를 받았지만, 발효 1주차에는 감미료를 첨가하지 않은 깍두기와 사카린을 첨가한 깍두기의 점수가 높았다. 발효 후반에는 설탕과 사카린, 솔비톨을 첨가한 김치가 종합적 기호도에서 매우 높은 점수로 평가받았다. 사카린을 첨가한 김치는 대체적으로 관능적으로 이미나 이취를 느끼지 않게 해주었고, 설탕을 첨가한 일반적인 김치와 마찬가지로 우수한 평가를 받았다."([표 14] 참조)

2009년 박희옥(가천의과학대학교 식품영양학과), 손춘영(동남보건대학 식품영양과) 두 교수가 한국식품영향학회지에 발표한 논문 「감미료의 종류가 깍두기의 품질 특성에 미치는 영향」에서도 거의 비슷한 결론을 내고 있다.

[표 14] 사카린 첨가 깍두기 외 4종의 관능적 특성 변화

	저장기간(주)	사카린	설탕	스테비오사이드	솔비톨
아삭한 정도	1	6.10±0.88	5.90±1.37	5.00±1.41	5.60±1.90
	3	6.20±1.14	5.50±1.18	5.60±0.84	6.30±0.67
	5	6.10±0.74	5.10±1.37	5.80±1.62	5.90±1.52
	7	5.70±1.57	4.70±1.06	4.70±1.70	5.30±1.49
종합적 기호도	1	5.30±0.95	5.10±1.37	4.10±1.10	4.70±1.34
	3	5.70±1.25	5.70±1.83	5.00±2.00	5.80±1.62
	5	6.20±1.03	6.40±1.17	5.30±1.42	5.50±1.43
	7	5.60±0.97	5.50±0.97	4.60±1.43	5.70±1.42

이들은 설탕 1.8%, 사카린나트륨 0.006%, 스테비오
사이드 0.006%를 각각 첨가한 깍두기를 실험군으로 하
여, 20℃에서 5일 동안 숙성시키면서 화학적 검사와 관
능적 검사를 실시했다. 그 결과 깍두기의 pH는 제조 2
일 후 설탕 첨가군이 4.08로 가장 낮았으며, 깍두기 제
조 5일 후에도 가장 낮은 경향을 보여주었다. 산도는 깍
두기 제조 2일 후 설탕 첨가군이 가장 높았으며, 5일이
지나도 여전히 가장 높았다.

깍두기 제조 5일 후의 관능검사 결과 단내와 단맛이
사카린나트륨 첨가군이 가장 강하고, 다음이 스테비오
사이드 첨가군이었다. 신내와 신맛은 사카린나트륨 첨

가군이 가장 적었고, 그 다음이 스테비오사이드 첨가군이었다. 씹을 때 아삭아삭하게 느껴지는 조직감은 사카린나트륨 첨가군이 가장 높은 것으로 나타났고, 대조군이 가장 물렀다.

요약하면 여러 감미료 중 깍두기가 숙성되어도 사카린나트륨은 단맛이 감소하지 않아 깍두기의 신내와 신맛을 어느 정도 상쇄시킬 수 있었다. 또한 직접 먹어 보아도 그 아삭아삭한 질감을 좋게 만드는 것으로 나타났다는 것이었다.

막걸리와 사카린

막걸리도 사카린을 넣으면 단순히 열량이나 혈당에만 좋은 것은 아니었다.

나는 경기도 이천의 한 양조장을 방문한 적이 있었다. 2011년 처음으로 이곳을 방문했을 때는 식약청이 사카린을 탁주에 사용할 수 있게 고시했으나, 국세청의 법규는 아직 개정되기 전이었다.

이 회사의 대표인 A사장은 사카린을 탁주에 사용할 수 있도록 규제가 풀린 소식에 큰 관심을 표시하며, 당장이라도 사카린을 사용할 의사가 있다고 밝혔다. 이 회사는 1960년대부터 양조장을 운영하여 왔던지라 사카린에 대한 규제가 시행되기 전 사카린을 사용한 경험이 있었고, 최근에도 시험적으로 사카린을 사용해봤기 때문이다.

A사장은 "그동안 아스파탐을 사용했을 때는 단맛이 금방 날아가고, 쓴맛이 나기 때문에 불만이 많았다"며 "사카린을 사용하면 내용물이 금방 날아가지도 않고, 입맛 당기는 식감을 느낄 수 있었다"고 설명했다. 사실 사카린이 최고의 감미료라는 사실은 오랫동안 탁주를 제조한 업체들은 이미 다 알고 있었다.

이처럼 아직 과학적으로 실험 등을 통해 증명이 되지는 않았지만, 각종 음식물에 첨가했을 경우 단지 설탕보다 값이 싸다는 점 이외에도 설탕이나 그 밖의 인공 감미료들에게서는 찾을 수 없는 많은 장점을 가지고 있다는 것이 업계 사람들의 경험에서 우러나온 이야기다.

뻥튀기에는 사카린을 넣어야 한다고 한다. 설탕을 넣으면 설탕이 고온에 녹아 기계에 붙기 때문이라고 한다. 다른 감미료들도 고온에서 맛이 변해 고온에 강한 사카린이 최적이라는 것이다.

사카린 사용 방법

사카린을 그동안 별로 접해본 적이 없는 사람들은 곧잘 사카린을 어떻게 사용하느냐고 나에게 묻는다. 대답은 간단하다. 설탕이나 다른 감미료를 넣는 모든 음식에 그 대신 그냥 사카린을 넣으면 된다. 아니, 앞에서도 말했지만 당뇨병 환자나 비만 환자는 반드시 자신의 건강을 위해서도 사카린을 넣어야 한다고 나는 믿는다.

시중에는 사카린 단독으로, 또는 사카린과 다른 감미료를 적당히 혼합한 소비자용 제품을 판매하고 있어 손쉽게 구할 수 있다. 다만 사카린이 설탕보다 훨씬 달기 때문에 용량에만 주의하면 된다.

배추김치를 비롯해 각종 음식에서 실제로 맛을 내는데 큰 효과를 보고있는 사카린 사용 법 몇 가지를 들어 본다.

배추김치

• 배추 10통(약 30kg) 기준
• 부(副)재료로 무, 쪽파, 대파 등이 들어가며 양념 재료로 고춧가루 15컵, 다진 마늘 4컵, 멸치액젓, 새우젓, 다진 생새우 4컵, 다진 생강 1/2컵, 굵은 소금 약간
• 그리고 사카린 1티스푼(5g) 정도

깍두기

- 무 6개(약 10kg) 기준
- 부재료로 양파 3개, 배 2개, 쪽파 1단, 생강 큰 술 3, 통마늘 15개, 새우젓 큰 술 10, 고춧가루 12국자, 소금 큰 술 12, 찰밥 큰 술 10
- 그리고 사카린 1 티스푼 정도

치즈 모닝 빵

- 재료: 중력분 2컵 반, 이스트 큰 술 1, 소금 큰 술 1/3, 치즈 가루 큰 술 2
- 사카린 1/5티스푼 가량

■ 제조 방법

① 볼에 재료들을 넣고 물을 부어 질게 반죽한다.

② 포도씨유 큰 술 하나를 넣고 섞는다.

③ 비닐을 덮고 1차 발효를 40분 동안 따뜻한 곳에서 해준다.

④ 적당한 크기로 나누어 둥글게 반죽하여 비닐을 덮고 중간 발효를 10분 정도 한다.

⑤ 반죽 안에 슬라이스 치즈를 적당량 넣고 잘 오므려 둥글게 모양을 만든다.

⑥ 따뜻한 곳에서 40분간 2차 발효를 한다.

⑦ 반죽에 계란물(계란:물=1:1)을 발라준다.

⑧ 예열된 180°C 오븐에서 15분 간 굽는다.

과자(쿠키)

- 박력분 200g, 쇼트닝 20g, 마가린 50g, 달걀 50g, 탈지분유 50g
- 사카린 1/2티스푼

■ 제조 방법

① 거품기에 쇼트닝, 마가린을 넣고 달걀 2개를 깨어넣은 다음 약 2분 정도 크림 상태가 되도록 저어준다.

② 사카린을 1/2티스푼 넣고 골고루 저어 준다.

③ 반죽에 박력분 밀가루를 넣고 섞는다.

④ 토핑으로 오트밀, 아몬드, 캐슈너트 같은 견과류를 적당한 크기로 부순 뒤 반죽과 같이 섞는다.

⑤ 탁구공 크기만한 경단을 만들 듯 손으로 돌린 뒤 오븐 팬에 올려 누른다.

⑥ 170~180도로 예열된 오븐에서 15분 정도 굽는다.

식혜

- 쌀 300g 기준
- 사카린 1/3티스푼

■ 제조 방법

① 쌀 300g을 물에 씻어 밥솥으로 밥을 해준 뒤, 주걱으로 저어준다.

② 물 4 L에 엿기름 티백 8개를 넣고 우려내준다.

③ 잘 섞어준 뒤, 보온상태로 방치한다. 이때 밥알이 어느 정도 뜨면

완료된 것임.

④ 냄비에 넣고 끓여준다. 이때 표면의 거품을 제거한다.

⑤ 어느 정도 식으면 사카린 1/3티스푼을 넣고 녹을 때까지 잘 섞어
준다.

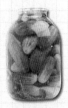

오이 피클

- 재료: 오이 10개, 청양고추 5개, (식초물) 설탕 200g, 소금 80g, 피클링스파이스 20g, 물 2L, 빙초산 10g, 사과식초 300g
- 사카린 1티스푼

■ 만드는 법

① 오이와 청양고추를 씻어 두께 0.5cm 정도로 어슷썰기를 한다.

② 청양고추는 가위로 잘라 물에 담가 고추씨를 뺀 후 피클을 보관할
통에 오이와 고추를 담는다.

③ 물, 사카린, 소금, 설탕, 피클링스파이스를 넣고 15분 쯤 끓인다.

④ 그 후 식초와 빙초산을 넣고 다시 끓인다.

⑤ 다 끓으면 채 위에 면포를 깔고 피클링스파이스가 들어가지 않도
록 걸러 오이 담은 통에 넣는다. 이때, 오이 등 내용물이 뜨지 않도
록 접시나 대접 등으로 눌러 곧바로 랩을 씌운다.

⑥ 실온에서 식힌 후 냉장고에 넣어 하루 정도 보관한다.

옥수수 찜

- 옥수수 5개 기준
- 물 5컵, 굵은 소금 큰 술 하나,
- 사카린 1/5티스푼

■ 삶는 방법

① 옥수수를 속껍질 한 겹만 남기고 벗긴다.

② 흐르는 물에 깨끗이 씻어준다.

③ 옥수수가 충분히 잠길 만큼 물 5컵을 넣고 굵은 소금 큰 술 하나와 사카린 1/5 티스푼을 녹여준 뒤 20분 간 방치한다.

④ 삶아 준다. 끓기 시작하면 중, 약불 사이에서 은근하게 30분 이상 삶아 준다.

이 외의 사카린을 이용한 각종 요리법은

사카린 홈페이지(www.saccharin.co.kr)에 다양하게 소개되어 있다.

사카린의 사용은 경제적으로도 큰 이익을 가져다준다.

현재 우리나라의 설탕 원료인 원당은 100% 수입에 의존하고 있다. 대략 원당의 수입액은 한 해 약 1조원으로 알려지고 있다. 더구나 원당 가격은 기상이변으로 인한 작황 부진 등에 따라 폭등을 반복하고 있는 상황이다.

그동안 일부 과자나 빵 등이 설탕 가격 인상을 이유로 그 값을 올린 경우도 얼마든지 있다. 그러니 설탕 가격은 다른 가공 식품 등의 가격에도 큰 영향을 주는 실정이다.

현재 대략 사카린 1톤의 가격은 1천만 원 가량이다. 반면 설탕은 1톤에 100만 원 정도다. 사카린의 단맛을 설탕의 300배라 치면 사카린 1톤의 단맛을 내는데 설탕 300톤이 필요하며, 그때 설탕 구입 비용은 3억 원이다. 설탕이 사카린의 30배에 해당한다는 이야기이다. 이런 식으로 계산하면 같은 인공 감미료인 아스파탐도 사카린 가격의 5배에 이른다. 단순 계산으로 현재 설탕 소비량의 10%만 사카린으로 대체한다면 수입은 1천억 원 이상을 줄일 수 있어 국가 경제상으로도 큰 이익이 된다.

식품 회사에게도 이익이다. 사카린 가격이 설탕 가격이 30분의 1 정도이니 사카린으로 설탕을 대신하면 가공 식품 회사는 제조 원가를 낮출 수 있고, 설탕 가격의 변동에 따른 불확실성도 줄일 수 있다. 그러니 서민의 가계(家計)에까지 도움을 줄 수 있음은 두말 할 나위가 없다.

3장

사카린의 진실

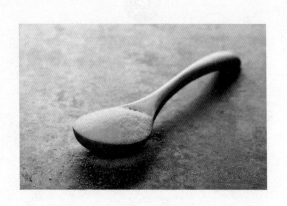

사카린은 안전하다

●
●
●

진실은 빛과 같이 처음엔 눈을 어둡게 한다.
반대로 거짓은 아름다운 저녁 노을처럼
모든 것을 멋지게 보이게 한다.

－ 까뮈 －

사카린은 열량이 제로이고 혈당 지수도 제로이지만, 이런 사실만으로 사카린을 마음대로 사용할 수 있는 것은 아니다. 안전성이 확보돼야 한다. 그동안 사카린에 씌워진 가장 큰 누명은 발암 물질이라는 것이었다.

1977년 캐나다 국립 보건방어연구소는 쥐를 상대로 한 실험 결과 사카린을 먹은 쥐들에게서 방광암이 발생했다고 발표한 바 있다. 1974년부터 3년간 100마리의 쥐를 대상으로 사카린을 투여하는 실험을 한 결과, 14마리의 쥐에서 방광 종양이 발견됐다는 것이었다.

그러나 이를 뒤집는 실험 결과들이 속속 발표되면서 다시 논란이 일어났다. 찬반의 논란이 거세지면서 사카린에 대한 연구는 더욱 가열됐다. 과학자들은 사카린을 가지고 할 수 있는 모든 실험을 실시했다.

미국의 식품의약품실험연구소 소장을 지냈던 독물학자 버나드 오서 박사는 "인공 식품 첨가물 중에서 사카린처럼 광범위하게, 그렇게 많은 실험실에서, 오랜 시간 동안, 사람을 포함한 많은 동물들을 대상으로, 대를 이어서까지 실험을 거친 사례는 없을 것"이라고 말하기까지 했다.

사카린은 더 이상 검증을 하려고 해야 할 수 없을 만큼 완전히 발가벗겨진 것이다. 그리고 그 결론은 거의 한결같이 "사카린은 안전하다"는 것이었다.

사카린은 안전하다

캐나다 연구소의 실험 결과가 발표된 지 얼마 되지 않은 시점부터 과학자들은 몇 가지 의심을 품기 시작했다. 왜 하필이면 수컷 쥐에서만 방광암을 일으켰을까? 그리고 도대체 실험에서 쥐에게 투여한 사카린의 양이 현실적인 것인가?

우선 실험에서 사용된 사카린의 양은 2만5천ppm 이상으로, 이런 고농도란 시중에서 팔리는 사카린이 첨가된 다이어트 탄산음료를 매일 800캔 이상을 일생동안 마시는 것에 해당되는 양이었기 때문이다. 일부에서는 이런 정도라면 암에 걸려 죽기보다는 단맛에 질려서가 아니면 배가 불러서 죽을 것이라는 농담도 나왔다.

뿐만 아니라 후에 실시된 각종 실험 결과 사카린이 방광암을 유발하는 것은 수컷 쥐의 배설계에만 특이한 현상이라는 사실도 드러났다. 쥐에 고농도로 사카린이 투여되면 높은 pH와 고농도의 단백질이 만나 소변에 인산칼슘 침전물이 만들어진다고 한다. 이 침전물이 수컷 쥐의 방광 조직을 손상시키고, 이것이 세포 증식으로 이어져 암의 위험성을 증가시킨다는 것이다. 그것도 사카린 나트륨에 의해서만 그렇다.

나트륨염에 의해 종양이 유도되는 요인은 인간에게는 일어나지 않는다. 쥐와 인간 사이에는 방광의 생리와 소변의 화학적 성분에 차이가 있기 때문이다. 쥐와 같은 설치류(齧齒類)는 소변의 삼투압 농도가 높아서 방광 상피 조직을 손상시키는 결정의 침전을 증가시킨다는 것이다.

사카린과 관련한 전 세계의 각종 연구들은 김정원(서울교육대학교 생활과학교육과), 백형희(단국대학교 식품공학과) 두 교수가 2011년 『한국식품과학학회지』 제43권 제6호(Vol. 43, No. 6)에 발표한 「사카린의 안전성과 각국의 관리 현황」에 종합적으로 정리돼 있다. 이 논문에는 전 세계 수백 건의 실험 결과가 망라되었다.

따라서 사카린 안전성에 대한 구체적인 연구 실험들은 두 교수의 논문 중 해당 부분을 요약 발췌해 소개하는 것으로 대신하기로 하자.

역학 조사

동물 조사와 함께 많은 역학 조사가 실시됐으나 사카린 섭취가 방광암 발생률을 높인다는 아무런 증거가 없음이 밝혀졌다. 역학 조사란 어떤 병의 발생 원인과 발생 지역이나 집단의 특성을 밝히는 것이다. 사람의 경우 실험이 단기간 또는 광범위하게 실시되기 어렵기 때문에 어떤 집단에 대한 대규모 조사를 통해 비교 분석하게 된다.

1950년부터 1967년까지 미국에서 방광암 발병률을

조사해보니 이 기간 동안 사카린의 사용 증가와 방광암 발생 증가와는 아무런 상관 관계가 없었다. 사카린의 소비가 급증한 제2차 세계대전 동안 영국과 웨일즈 지방에서 방광암 사망률을 출생 연도가 동일한 집단과 비교해 추적, 분석을 해보니 방광암 발생과 사카린 소비와는 연관성이 없었다.

1975년과 1976년 당뇨병 환자가 비(非) 당뇨병 환자보다 사카린을 많이 섭취하므로, 당뇨병 환자 집단에서 방광암 사망률이 혹시 높게 나오지 않을까 조사했다. 당뇨병 환자 집단의 방광암 사망률은 일반인 집단에서 예측되는 사망률과 같았다. 따라서 사카린 섭취가 인간에게 방광암을 유발한다는 증거는 없다고 보고했다.

쥐를 이용한 동물실험에서는 태아 상태일 때 어미 쥐의 사카린 섭취가 증가하면 태어난 F1의 방광암 발생이 더 증가한다고 알려져 있다. 따라서 인간의 경우에도 어머니의 사카린 섭취가 자식들의 방광암 발생 빈도에 영향을 미치지는 않을까 하는 조사도 실시됐다. 덴마크에서 1983년 역학 조사를 실시, 사카린 섭취가 크게 증가한 1941~1945년에 태어난 아이들의 초반 30~35년 동안 방광암 위험을 알아본 결과, 방광암 발생 위험이 증가한다는 아무런 증거도 발견할 수 없었다.

캐나다, 영국 및 일본 등지에서 행한 역학 조사에서도 방광암 발생과 사카린 섭취와의 연관성이 보고된 바 없다.

쥐의 방광암 발암 기작(機作, mechanism)

그러면 왜 수컷 쥐에게서만 방광암이 일어나는가?

그동안의 연구 결과들을 종합해보면 결론적으로 수컷 쥐의 소변에서는 인산칼슘 함유 침전물이 형성돼 요로 상피 세포에 세포 독성을 보이며, 재생 과다 형성을 일으켜 종양으로 발전된다는 것이다. 이러한 현상은 수컷 쥐의 방광 특성이 암컷이나, 나아가 사람 등 다른 동물과 다르다. 수컷 쥐의 경우에도 고농도의 사카린나트륨이 투여된 경우에 한하여 소변에 인산칼슘 함유 침전물이 생성된다는 것이다.

이 실험들은 전문적이고 또 복잡해서 조금 지루한 감은 있지만, 1977년 캐나다 보건방어연구소의 연구결과를 재검토하는 것이기 때문에 자세히 소개하기로 한다.

사카린의 유전 독성 실험에서 인비트로(in vitro= 살아있는 생명체 내부가 아니라 시험관 등과 같이 제어가 가능한 환경에서 수행되는 실험 과정)

실험에서는 높은 이온 강도와 삼투압 농도, pH 등의 요인에 의해 양성인 결과가 나왔다. 그러나 인비보(in vivo= 살아 있는 세포 안에서 직접 생화학, 생물학 실험 등을 하는 것) 실험에는 항상 음성인 결과가 나왔다.

인비트로에서 양성인 결과가 나온 것은 사카린염에 의한 영향이었다. 이러한 요인을 표준화하여 실험한 결과 사카린은 유전 독성을 나타내지 않는다고 결론을 내렸다. 즉 사카린은 DNA에 반응성을 나타내지 않는다는 것이다. 따라서 사카린이 방광암을 유발하는 반응 기작은 세포 증식이 증가되기 때문이라고 할 수 있다.

한편 사카린나트륨을 고용량으로 투여한 이후 쥐 소변 성분의 커다란 변화에 의해 인산칼슘 함유 침전물이 소변에 형성된다고 한다. 이 침전물에는 규산염, 뮤코 다당, 단백질과 사카린 음이온(5% 이하)이 들어있다. 칼슘과 인산염은 낮은 농도에서는 세포에 독성을 주지 않는다. 하지만 고농도에서는 인산칼슘 침전물이 생기고, 이는 세포독성을 유발한다.

pH 6.5는 쥐의 소변에서 인산칼슘이 침전하는데 필요한 최소한의 수준이다. pH 6.5 이하에서는 침전물은 생기지 않는다. 따라서 세포 독성, 종양 형성을 나타내지 않는다.

인산칼슘 함유 침전물의 형성에는 고농도의 칼슘, 인산염, 단백질 농도, 6.5 이상의 pH, 그리고 높은 삼투압 농도가 중요하다. 고용량의 사카린나트륨을 투여한 후 쥐 소변의 pH는 항상 6.5 이상을 유지한다.

소변의 단백질 농도도 중요하다. 비록 소변에서 단백질의 농도는 암컷이나 수컷 쥐 모두에서 높지만, 성숙한 후에는 α2u-글로불린 때문에 수컷 쥐가 더 높다. 암컷 쥐는 α2u-글로불린을 배출하지 않으므로 동물실험에서 사카린나트륨에 의해 종양 형성을 보이지 않았다.

알부민도 중요한 역할을 한다. 알부민은 인간보다 쥐에서 더 높은 농도로 존재한다. 삼투압 농도도 침전물 형성에 중요한 역할을 한다. 영장류나 인간은 소변의 단백질 농도와 삼투압 농도가 낮아 침전물을 형성하지 않을 것으로 보인다.

침전물은 먹이에 사카린나트륨이 2만5천 ppm 이상 포함됐을 경우에만 형성된다. 이 한계값이 세포 독성, 세포 증식과 종양 형성에도 적용된다.

생쥐의 방광에 사카린나트륨을 파라핀이나 콜레스테롤 알갱이(pellet)에 넣어 직접 주입하면 방광암이 발생한다는 실험결과가 있다. 그런데 이는 사카린나트륨이 알갱이에서 빨리 빠져나가서 알갱이가 거친 상태로 되고,

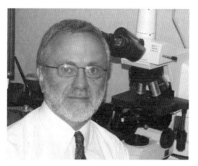
| 미국 네브라스카 주립대학의 사무엘 코헨 박사는 사카린의 안전성에 관한 세계 최고 권위자 이다.

이와 같이 거친 알갱이가 방광 요로 상피에 작용해서 방광암을 발생시킨 것이며, 사카린나트륨을 식이를 통해 투여하면 방광의 요로 상피에 아무런 영향을 미치지 않는다.

1986년 하세가와와 코헨은 이러한 모든 실험 결과를 종합해 pH가 6.5 이상인 소변에서 사카린-단백질 복합체가 규산염과 함께 침전물을 형성한다고 가정했다.

인간과 영장류의 소변도 pH가 6.5 이상이고, 칼슘과 인산염의 농도도 쥐만큼 높다. 다른 점은 쥐의 소변은 이온 농도가 높고, 특히 요소의 농도가 높아 아주 진하다는 점이다. 쥐 소변의 삼투압 농도는 1천500모스몰(mosmol= 삼투압 농도의 단위) 이상이지만, 인간은 400모스몰 이하이다. 또한 쥐 소변은 단백질 농도가 높으나, 사람이나 영장류의 소변은 단백질 농도가 훨씬 낮다.

인산칼슘 함유 침전물이 생성되는 것은 여러 요인이 적당한 수준일 때에 달려있는데, 이러한 조건은 쥐에서만 발생하고 암컷 쥐 보다는 수컷 쥐에서 더 잘 일어난다. 수컷 쥐는 $\alpha 2u$-글로불린 때문에 소변의 단백질 농도가 훨씬 높다. 고농도의 $\alpha 2u$-글로불린을 만들지 않는 종의 수컷 쥐는 암컷 쥐와 비슷한 사카린나트륨 효과를 보인다.

한편 이러한 현상은 사카린의 나트륨염에 의한 현상이므로 다른 산의 나트륨염도 비슷한 효과를 보인다.

사카린의 역사

•
•
•

사카린만큼 기구한 역사를 가진 물질은 없을 것이다.

태어나자마자 큰 박수를 받았지만 얼마 지나지 않아 곧 논란에 휩싸였다. 한 때는 '태어나서는 안 될' 식품처럼 취급되기도 했다. 그러나 어느 순간인가 그러한 누명은 말끔히 벗겨지고, 이제는 당뇨병 환자와 비만 환자에게는 없어서는 안 될 축복의 식품으로 자리매김하고 있다.

사카린의 탄생

사카린은 1878년 러시아의 화학자 콘스탄틴 팔베르크라는 사람이 미국 존스홉킨스대학 교수였던 아이라 렘센의 연구소에서 그의 지도 아래 썰퍼아미노벤조산 제조를 연구하던 중 우연히 발견했다.

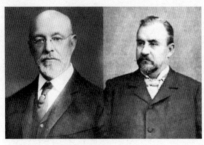
| 렘센 교수(왼쪽)와 팔베르크 박사

팔베르크는 어느 날 실험을 마치고 저녁 식사를 하는 자리에서 빵을 집어먹다 깜짝 놀랐다. 빵이 이상하게 매우 달았기 때문이다. 그는 즉각 이것이 손에 묻은 흰 가루 때문임을 알아챘다. 그는 바로 실험실로 뛰어가 시험관과 접시 등에 있는 흰 가루를 하나하나 핥아 보았다. 그래서 발견한 것이 사카린이다.

이듬해 그는 렘센과 함께 발표한 논문에서 이 물질에 라틴어로 설탕을 뜻하는 사카린이라는 이름을 붙이고 "사카린이 사탕수수로 만든 천연 설탕보다도 달다"고 자신 있게 말했다.

1884년 팔베르크는 사카린 제조법을 특허 등록했다. 그로부터 2년 뒤 팔베르크는 독일 마그데부르크의 교외 지역에서 처음으로 사카린의 상업적 생산에 들어갔다. 얼마 후 미국으로 건너온 그는 뉴욕에 사무소를 내고 사카린 생산을 시작했다.

팔베르크는 종업원 한 명을 고용해 하루 5kg의 사카린을 만들어 판매하기 시작했는데, 설탕보다 싸고 단 사카린의 인기는 금방 치솟았다. 얼마 후 의사들은 두통과 욕지기와 비만 치료제로 사카린을 처방을 하기 시작했다. 통조림 업자들은 사카린을 방부제로 썼고, 당뇨병 환자들은 커피와 음식을 달게 하는데 썼다. 마치 수 세기 전 설탕이 그랬던 것처럼 사카린도 만병 통치약처럼 여겨졌다.

사카린의 눈물

그러나 사카린의 사용이 점차 증가하면서 말썽을 좋아하는 엉터리 전문가, 관계 당국, 그리고 경쟁 상대인 설탕 산업이 가만히 있지 않았다.

"과연 사카린이 안전하냐?"고 따지고 나온 것이다. 의

심하는 이유는 한 가지였다. 사카린이 화학적으로 만들어진 것이라는 점이었다.

사실 팔베르크가 사카린을 가지고 한 안전 실험은 1882년 10g을 직접 먹어본 것이 전부였다. 그는 사카린을 먹은 뒤 24시간을 기다렸고, 아무런 부작용이 없자 안전하다고 확신했다.

다른 유럽 여러 나라에서도 사카린 규제 움직임이 없었던 것은 아니다. 일찍이 1890년 프랑스에서는 사카린이 건강에 유해하다고 규정하면서 제조 및 수입을 금지했다. 8년 후엔 독일 정부도 사카린의 사용을 제한하고, 식품과 음료수에 사용을 금지했다. 스페인, 포르투칼 및 헝가리 등도 비슷한 조치를 취했다. 1902년 독일은 다시 당뇨 환자용 식품을 제외한 모든 식품과 음료수에 사카린의 사용을 금지했다.

1906년 미국에서 업튼 싱클레어의 『정글』이라는 소설이 출판됐다. 20세기 초엽 미국의 식품업계를 신랄하게 고발한 걸작으로 알려진 이 소설에는 쇠고기 통조림 공장 내부의 끔찍한 모습이 적나라하게 드러나 있었다. 한 예만 들면 가공된 고기를 저장하는 창고의 지붕에서 물이 새어들어 그 위에 떨어지는가 하면, 난장판을 벌이던 쥐들의 분비물은 물론이고 아예 통째로 빠져 죽은 것도 그대로 섞어 버무려 소시지가 만들어지는 것으로 묘사했다.

이 소설이 출판된 후 미국인들은 경악하며 식품 안전성 확보에 정부가 개입해야 한다고 목소리를 높였다. 이에 따라 미국 의회는 이 해에 최초의 「식품 의약품 규제법」을 통과시켰다.

이 법에 따라 사카린을 규제하려는 움직임이 1908년 처음 시도됐다. 당시 미국 농무성 화학국의 책임자는 화학자이며 설탕 전문가라고 자부하는 하비 워싱턴 와일리라는 사람이었다. 그는 시어도어 루스벨트 당시 대통령을 직접 만나 "과학적인 증거는 아직 나오지 않았지만 콜타르의 부산물인 사카린을 인간이 먹어서는 안 된다"고 강하게 주장했다.

루스벨트 대통령이 이 자리에서 "사카린이 건강에 해롭다고 말하는 사람은 바보다. (내 주치의인) 릭시 박사는 매일 내게 사카린을 처방해준다"며 와일리의 주장을 반박했다는 이야기는 지금도 유명하다.

세계대전과 사카린

특히 제1차 세계대전은 전 세계적으로 설탕 부족 사태를 낳았고, 그로 인해 설탕 값은 천정부지로 오르기 시작했다.

이 기회를 이용하여 당시 세계 최대의 사카린 회사였던 몬산토는 신문에 전면 광고를 실어 "사카린의 전면 사용은 국가로 하여금 수백만 달러를 절약할 수 있게 할 것"이라고 대대적인 선전 공세를 폈다.

그로부터 사카린 규제가 얼마간은 풀렸고, 값비싼 설탕에 골머리를 앓던 소비자들은 한 박스에 15센트 정도인 값싼 사카린 정제를 동네 구멍가게에서 살 수 있다는 데 환호했다. 유럽에서는 설탕이 부족하자 사카린을 배급해주기도 했다.

시민들에게 사카린은 없어서는 안 되는 식품의 하나였던 것이다. 그러나 전쟁이 끝나자 사람들은 다시 설탕으로 돌아갔고, 사카린 특수는 여기서 끝이 나는 듯했다.

하지만 제2차 세계대전이 발발하면서 또 설탕 부족 사태가 일어났고, 사카린은 다시 명성을 되찾았다. 그리고 이번에는 전쟁이 끝난 후에도 미국에서 사카린의 인기는 시들지 않았다.

이유는 미국인의 식생활 변화였다. 2차 대전 후 미국인들은 점차 집에서 식사를 준비하기보다 근처 가게에서 산 가공 식품에 의존하는 비율이 커졌다. 그 결과 대규모 공장들이 너도나도 가공 식품들을 만들어 냈고, 이들 제품에 사카린이 들어갔던 것이다.

그러나 이런 추세는 다시 영양학자와 규제 당국의 시선을 끌었다. 사카린 사용이 증가할수록 논쟁도 함께 격렬해졌다. 특히 '천연 식품'의 건강성에 대한 전통적인 믿음을 갖고 있는 사람들은 사용량이 늘어나는 가공 식품에 대한 반대 운동을 벌여 나갔다. 이들은 가공 식품들을 '쓰레기' '오물'이라고 매도하는 한편, 천연 식품은 '신의 음식'이라고 격찬했다. 그 바람에 사카린은 덤으로 돌팔매를 맞았다.

마침내 미국 의회는 1958년 식품 첨가물 수정안을 통과시켰다. 이 수정안에 의하면 식품 첨가물을 판매하려면 판매하기 전에 안전성 검사를 꼭 해야만 했고, GRAS(=FDA에서 지정한 일반적으로 안전한 물질로 인정되는 화학적 물질의 목록) 물질의 경우에만 검사를 면제해주었다. 다행히 사카린은 GRAS로 분류됐다.

이 법안을 준비하면서 의회는 과학자들을 불러 자문회의를 만들었는데, 여기서 가공 식품의 첨가물과 관련해 처음으로 '암'이라는 단어가 사용됐다. 수정안에는 미 식품의약국(FDA)으로 하여금 식품에 발암 물질을 사용하지 못하도록 규제하라는 문구를 삽입했다. 이는 아마도 환경론자들의 반발을 피하려는 의도였던 것으로 보인다.

누가 음식에 발암 물질을 넣는데 찬성할 것인가? 당연한 이야기였으나 이 문구는 두고두고 논쟁을 불러일으켰다. 바로 무엇을 발암 물질로 규정하느냐의 문제를 남긴 것이다.

같은 해 미국에서 스위튼로(Sweet'N Low)라는 사카린과 시클라메이트를 섞은 인공감미료 제품이 처음 선을 보였다. 핑크색 봉지에 든 이 제품은 가정과 커피숍, 레스토랑의 식탁에 올랐고, 늘어나는 몸무게에 기겁을 하던 사람들로부터 큰 환영을 받았다. 한편 가공 식품의 위력도 날로 더해갔고, 콜라 등 인공적으로 달게 한 소프트드링크 음료의 판매는 1963년부터 1967년까지 3배로 늘어나는 기염을 토했다.

이런 상황에 따라 사카린에 대한 보다 과학적인 연구가 필요하다는 여론이 일어나기 시작했다. 앞서 밝힌 것처럼 1882년 사카린을 발명한 팔베르크는 자신이 직접 사카린을 먹어보고 24시간 후까지 아무런 일이 없자 "사카린은 무해하다"고 선언했다. 반면 하비 워싱턴 와일리 같은 사람은 "실험 돼지 같은 사람들이 먹고 건강하다면 안전한 물질이냐?"고 쏘아 붙였다. 이런 식의 논쟁을 이제 더 이상 끌어갈 수가 없게 된 것이다.

사형선고

이 같은 몇 차례의 탐색전이 벌어진 후 마침내 1977년 사카린에 결정타가 가해졌다. 이 해 캐나다 국립 보건방어연구소가 쥐를 상대로 한 실험 결과, 사카린을 먹은 쥐들에게서 방광암이 발생했다고 발표했다. 이 실험은 1974년부터 3년 동안 100마리의 쥐를 대상으로 사카린을 투여하는 실험을 한 결과, 14마리의 쥐에서 방광종양이 발견되었다는 것이다.

실험 결과에 세계는 경악했다. 나중에 실시된 추가 실험의 결과 캐나다 보건방어연구소의 실험이 처음부터 끝까지 모두 잘못되었음이 밝혀지지만, 그것은 일종의 '원님 떠난 뒤에 나팔 부는 격'이나 다름없었다.

미국은 이런 각종 연구결과를 토대로 1977년 최종적으로 사카린을 발암 물질로 규정하여 사용을 금지했다. 이 조치 이후 세계 각국은 앞다퉈 사카린 규제에 나섰다.

우리나라도 예외가 아니었다. 1989년에는 규제가 네거티브 방식에서 포지티브 방식으로 바뀌더니, 1992년 3월이 되자 사카린의 허용 식품 범위를 대폭 축소해 절임 식품류(김치 제외), 청량음료, 어육 가공품 및 이유식이 아닌 특수 영양식품에만 사용토록 규제를 강화했다.

그러나 이것은 오히려 때늦은 헛발질이었다. 미국의 규제로부터 10여 년이 지난 이 무렵에는 이미 사카린의 안전성이 밝혀져 다른 나라들은 서서히 사카린 규제를 풀고 있던 시기였다. 오히려 캐나다 정부는 1991년 의약품 및 화장품에의 사카린 사용 금지 법안을 철회했고, 미국도 1991년 12월 사카린 사용 제한 법안을 철회했었다.

그렇지만 규제 광풍 속에서도 미국의 경우 사카린이 유일한 저열량 감미료였으므로 대중들은 규제에 크게 반발했다. 따라서 미 의회는 제안된 사용 금지안을 유예하는 법안을 통과시켰다. 대신 사카린을 함유하는 식품과 음료의 포장에 경고 표시를 하도록 함으로써 사카린이 미국 시장에서 사라진 적은 없었다.

사카린의 귀환

캐나다 보건방어연구소의 실험 결과는 발표한 직후부터 문제점이 지적돼 왔다. 그리고 앞서 언급했다시피 사카린은 거의 발가벗겨지도록 각종 실험의 대상이 돼 왔다.

그럼에도 불구하고 사카린의 누명이 완전히 벗겨지기까지 16년이라는 세월이 걸렸다. 그렇게 많은 시간이 걸리기는 했으나 국제 보건기구들이 사카린의 안전성을 인정했고, 이에 따라 세계 각국의 각종 사카린 관련 규제들이 속속 해제되기에 이르렀다.

가장 먼저 사카린의 손을 들어준 것은 세계보건기구(WHO)였다. 1993년 '사카린은 인체에 안전한 감미료'라고 가장 먼저 확인해주었던 것이다. 당시 WHO는 이렇게 밝혔다.

"위원회는 가장 최근에 쥐를 대상으로 한 2세대 연구에서 일일 체중 1kg당 500mg 같은 1%의 사카린 농도는 독성학적 영향이 없을 것으로 판단하고, 이를 안전한 용량으로 재평가했다. 이는 7.5%의 사카린나트륨 용량을 섭취할 경우 생존에 영향을 미치는 부작용은 나타나지 않았으나, 동물에서 3% 이상의 농도는 항상성의 이상을 유발한다는 연구 결과를 토대로 설정한 것이다.

위원회는 사카린과 칼슘, 칼륨과 나트륨 염을 그룹으로 묶어 일일 허용 섭취량을 체중 1kg당 0~5mg으로 설정했으며, 이는 쥐를 대상으로 한 2세대 장기간 연구에서 정해진 최대 무작용량(NOEL) 값인 일일 체중 1kg당 500mg의 안전계수 100을 토대로 설정된 것이다."

국제암연구소(IARC)도 1998년 「사카린과 그 염류」라는 보고서에서 이렇게 결론을 내렸다.

"평가 결과 연구 그룹은 사카린나트륨은 DNA에 의한 것이 아닌 소변 중의 인산칼슘의 형성을 포함한 침전, 세포 독성, 세포 증식 등의 반응 메커니즘에 의하여 쥐에서 방광암이 발생한다는 결론을 내렸다. 이 반응 메커니즘은 종간의 차이에서 나타나는 소변 구성 물질의 중대한 차이 때문에 인체와는 상관이 없다는 결론을 내렸다. 사카린은 인체에 대한 발암 물질로 분류할 수 없다."

이어 미국의 독성물질 프로그램(NTP)도 2000년 5월 발암 물질에 관한 9번째 보고서를 통해 사카린을 발암 물질 항목에서 제외한다고 발표했다. NTP 보고서는 미국 의회에 제출됐다.

미국 식품의약국(FDA)도 2001년 과학자들의 연구 결과 인간과는 달리 설치류의 소변의 높은 pH와 고농도의 인산칼슘, 고단백 성분 등의 독특한 결합에 의하여 암이 발생한다는 것을 확인하고 경고 라벨 부착을 폐지한다고 선언했다.

그리고 2010년 미국 환경보호청(EPA) 역시 사카린을 유해물질 항목에서 삭제했다. 이런 국제기관과 미 식품 당국의 규제 해제에 따라 각국에서는 앞 다퉈 사카린의 사용 규제를 풀었다.

미국

미국은 사카린 개발국으로서 사카린을 다양한 식품 외에도 화장품이나 의약품에도 사용하고 있다.

미국은 사카린의 안전성 평가 및 국가 차원의 관리 역사를 볼 수 있는 나라다. 미국은 사카린 개발국답게 일찍부터 사카린 논란에 휩싸였다. 앞서 살펴봤듯이 사카린에 대한 규제도 비교적 일찍부터 시행됐다.

그러나 1969년 FDA가 1948년과 1949년 두 차례에 걸쳐 사카린에 대해 조사했던 파일이 발견되면서 이의가 제기됐다. 즉 사카린이 인체 건강에 미치는 위해를 거의 입증하지 못하고 있다는 사실이 밝혀진 것이다.

사카린을 암을 일으키는 물질 리스트에 올려놓았던 캘리포니아 주는 2001년 이를 삭제했다. 중앙정부 수준에서 FDA는 이미 2000년에 사카린을 발암 물질에서 제외시켰으나 EPA는 10년 넘게 유해 물질 리스트에서 삭제하지 않은 채 유지하고 있었다.

그러나 EPA는 2010년 12월 사카린에 대한 규제를 철폐함으로써 더 이상 사카린이 인체에 해로운 물질이 아니라고 공표했다. EPA는 보도문을 통해 자원보존 복원법의 규정을 수정해 사카린과 사카린염들을 위해(危害) 성분 및 폐기 시 위해한 상업적 화학 물질의 목록에서 삭제한다고 밝히고 있다.

또한 종합 환경 반응 수용 부담법의 규정도 수정해 사카린을 위해 물질 목록에서 제거했다. 사카린의 발암성과 기타 독성 가능성 여부에 대한 주요 공공 보건기관에서 수행한 평가 결과에 따라 결정된 것이다.

EPA는 폐기물 발생과 관리 정보도 평가해 사카린 폐기물이 위해 폐기물 규정에 해당되지 않는다고 결론지었다. 현재 FDA 규정에 따르면 사카린은 감미료로서 식이 조절용 식품에 다음과 같이 사용한다.

- 음료, 과일 주스, 그 베이스와 믹스에 12mg/온스(약 0.42g/kg)를 초과하지 않는 양
- 설탕 대용의 요리나 식탁용으로 설탕 1 티스푼 대비 20mg을 초과하지 않는 양

- 가공 식품에서 1회 제공량에서 30mg을 초과하지 않는 양.

또 사카린은 기술적인 목적으로 다음과 같은 용도로도 사용한다.

- 씹어 먹는 비타민 정이나 미네랄 정 또는 그 복합제제의 부피 감소나 향 증진 목적으로 사용
- 추잉껌의 향과 물성 유지 목적으로 사용
- 비정형화된 빵류에 사용되는 향의 칩 증진 목적으로 사용

EU

EU는 식품첨가물 중 감미료에 대한 규정을 1994년 6월 식품 중 감미료 사용에 대한 EU 문서 이래 지속적으로 개정해왔으며, 2006년 최종 개정된 내용을 지금까지 유지하고 있다.

EU는 공통 관리 기준을 갖고 있으나 각 회원국들로 하여금 사카린을 포함해 모든 식품 첨가물의 자국 국민 섭취 및 노출량을 평가해 관리하도록 규정하고 있다.

현재 EU에서는 사카린이 첨가물 코드 E954로 분류돼

관리되고 있으며, 사카린, 사카린의 나트륨, 칼륨, 그리고 칼슘염의 네 가지 형태가 허용된다. 사용 대상 식품은 비알콜성 음료 3, 디저트류 7, 제과류 24, 식품 보조제 7 종류의 총 41개 식품군을 포함하고 있어 매우 다양한 식품군에 사카린이 사용되고 있다.

일본

일본에서는 2010년 11월 10일자 기준으로 사카린 및 사카린나트륨의 두 가지 형태가 비(非) 영양 감미료로 허용되어 있다. 사카린은 낮은 용해도로 인해 껌에 국한되어 허용되고 있으나, 사카린나트륨은 우리나라보다 더욱 다양한 총 29종류의 식품군에서 사용된다.

캐나다

캐나다는 일부 식탁용 감미료로 제한된 사용을 제외하고는 1970년대의 쥐 실험 결과에 따라 사카린의 사용을 엄격하게 규제해 왔다. 그러나, 사카린의 안전성이 확인되어 캐나다 정부도 더이상 사카린을 규제할 명분이 없어짐에 따라 2014년 4월 사카린을 식품첨가물로 지정하면서 음료와 츄잉껌 등 8개 품목에 대한 사용을 허용함으로써 규제를 풀기 시작하였다.

국제 식품규격위원회(CODEX Alimentarius)

FAO/WHO 합동기구로 국제적인 식품 기준을 정하는 국제 식품규격위원회는 총 60개 군의 다양한 식품에 사카린 사용을 허가하고 있다.

우리나라의 사카린

. . .

    박성우 시인은 「삼학년」이라는 시에서 이렇게 노래한 적이 있다.

    "미숫가루를 실컷 먹고 싶었다 / 부엌 찬장에서 미숫가루통 훔쳐다가 / 동네 우물에 부었다 / 사카린이랑 슈거도 몽땅 털어 넣었다 / 두레박을 들었다 놓았다 하며 미숫가루 저었다 / 뺨따귀를 첨으로 맞았다"

    아마도 1970년대 말 쯤의 이야기이리라.

사카린 도입

사카린은 일제 강점기에 '당원'이라는 이름으로 우리에게 처음 소개됐다. 당시만 해도 설탕은 엄청나게 비싸고 귀한 것이라 일반인은 먹어보기 힘든 것이었다. 꿀이나 엿조차 쉽게 구할 수 없었던 서민들에게 사카린은 정말 반가운 상품이었다.

1960년대까지만 해도 가정에서 흔히 사용하는 국민의 사랑을 받는 인공 감미료였고, 1970년대에는 수출 주력 상품 중의 하나이기도 했다.

사카린이 국내에서 처음 생산된 것은 1954년 제일물산(주)에 의해서다. 이후 1960년 조흥화학이, 1964년 금양(주)이 각각 생산을 시작했다. 그러나 이후 사카린은 험난한 여정을 거쳤다. 필요 이상의 규제를 받기도 했고, 엉뚱한 스캔들에 휘말리기도 했다.

1970년대까지만 하더라도 정부에서는 식빵, 이유식, 백설탕, 포도당, 물엿, 벌꿀, 알사탕 등 일부 품목에만 사카린의 사용을 규제하고, 나머지 품목에는 규제를 가하지 않는 '네거티브 방식'의 규제 방법을 취하고 있었다.

하지만 1970년대부터 사카린의 유해성 논란이 불거지면서 사카린은 가시밭길을 걷기 시작해 규제가 강화되었다. 게다가 일반인마저 등을 돌리면서 사카린 제조 업체 3곳 중 조흥화학과 금양은 1990년대 사업을 포기 했다.

사카린 밀수 사건

우리나라에서 사카린은 당국의 규제보다 앞서 묘한 정 치적 사건에 휘말리며 그 운명에 불길한 그림자를 드리 웠다. 바로 사카린 밀수사건이 그것이다.

1966년 5월 24일 경남 울산시에 공장을 짓고 있던 삼 성그룹 계열사 한국비료가 사카린 2천259포대(약 55t)를 건설 자재로 위장해 밀수입하려다 들통이 났다. 뒤늦게 이를 적발한 부산세관은 같은 해 6월 1059포대를 압수 하고 벌금 2천여만 원을 부과했다.

사건이 있은 지 얼마 후인 1966년 9월 22일, 국회 본 회의에서 사카린 밀수사건에 대해 대정부 질의를 하던 야당인 한독당 소속 김두한 의원이 갑자기 국무위원석 에 앉아 있던 정일권 국무총리, 장기영 부총리 등 수 명 의 각료들을 향해 인분(人糞)을 투척했다. 국회 사상 전무 후무할 이 사건은 TV로 생중계되며 큰 파문을 불렀다.

결국 내각은 총사퇴하고, 김두한 의원은 구속되기에 이르렀다.

이 사건이 언론에서 '사카린 밀수 사건'으로 불리면서 우리나라에서 사카린은 과학적인 안전성 논란 이전에 '사회적으로 불량한 물질'이라는 낙인이 찍히고 말았다.

사카린 규제

이 같은 논란의 여파가 가시지 않고 있던 와중에 1977년 캐나다 연구소의 쥐 실험은 우리나라에서도 반(反)사카린 여론에 결정타를 가했다. 사카린을 먹인 쥐들에게서 방광암이 발병했다는 소식은 이제 더 이상 사카린이 발붙일 곳이 없게 됐음을 의미하는 것이었다.

언론과 소비자 단체의 거센 반 사카린 공세에 당국은 규제 강화로 답했다. 앞서 우리나라에서는 1962년 6월 12일 사카린을 각령 제811호 품목으로 지정하면서 관리 움직임을 보였고, 1966년에는 사카린의 사용 기준을 설정했다. 그러나 구체적인 규제가 없어 실제로는 모든 식품에 사용이 가능했다.

첫 규제는 1973년에 시작됐다. 하지만 여전히 규제는 약해 식빵, 이유식, 백설탕, 포도당, 물엿, 벌꿀, 알사탕 등에만 사카린의 사용을 규제했을 뿐이었다. 그 외의 식품에는 제한 없이 사용할 수 있도록 허용했던 것이다.

그러다 1989년 본격적인 규제가 시작됐다. 규제가 네거티브 방식에서 포지티브 방식으로 바뀌어, 사용 허용 품목을 지정하고 나머지는 모두 금지했다. 이에 따라 ▷절임 식품류 ▷건포류 ▷청량음료 등을 제외하곤 나머지 모든 식품에 사카린 첨가가 금지됐다.

1990년 7월 1일에는 구체적인 사용 허용량도 고시돼 ▷절임 식품류(김치류 제외) 및 건포류(어포, 육포)에 있어 1kg당 1.0g 이하 ▷분말 청량음료에 있어 1kg당 2.0g 이하 등으로 사용이 제한됐다.

1992년 3월에는 사카린의 허용 식품 범위를 더욱 축소시켜 아이스크림, 껌, 과자류, 간장 등 거의 모든 제품에 사용을 금지하고, 절임 식품류, 청량음료, 어육 가공품 및 특수 영양식품에만 사용토록 규제를 강화했다.

규제 완화

우리나라에서 사카린에 대한 규제가 본격적으로 완화

되기 시작한 것은 2012년이다. 세계적으로는 1990년대부터 이미 사카린의 안전성이 확인돼 규제가 완화됐으나 우리나라는 그보다 한참 뒤진 셈이다. 2012년 당시 우리나라의 사카린 사용기준을 살펴보자.

「사카린나트륨은 아래의 식품 이외에 사용해서는 아니 된다. 사카린나트륨의 사용량은 다음과 같다.

① 젓갈류, 절임식품, 조림식품: 1.0g/kg 이하(단, 팥 등 앙금류의 경우에는 0.2g/kg 이하)

② 김치류: 0.2g/kg 이하

③ 음료류(발효 음료류, 인삼·홍삼 음료 제외): 0.2g/kg 이하(다만, 5배 이상 희석하여 사용하는 것은 1.0g/kg 이하)

④ 어육 가공품: 0.1g/kg 이하

⑤ 시리얼류: 0.1g/kg 이하

⑥ 뻥튀기: 0.5g/kg 이하

⑦ 특수 의료 용도 식품: 0.2g/kg 이하

⑧ 체중 조절용 조제 식품: 0.3g/kg 이하

⑨ 건강 기능 식품: 1.2g/kg 이하」

2012년 3월, 식약처는 아래의 8개 품목에 대해 사카린을 추가로 사용할 수 있도록 규제를 일부 완화했다. 그 규제 완화를 둘러싼 상세한 이야기는 뒷장에서 상술하기로 하고, 여기서는 규제가 풀린 품목만 열거하기로 한다.

① 추잉껌: 1.2g/kg 이하
② 잼류: 0.2g/kg
③ 장류: 0.2g/kg 이하
④ 소스류: 0.16g/kg 이하
⑤ 토마토 케첩: 0.16g/kg 이하
⑥ 조제 커피, 액상 커피: 0.2g/kg 이하
⑦ 탁주: 0.08g/kg 이하
⑧ 소주: 0.08g/kg 이하

우리는 이러한 규제 완화도 부족하다는 강력히 주장해 왔다. 그 결과 2014년 다시 추가 규제 완화가 이루어졌다. 추가 품목은 다음과 같다.

① 코코아 가공품, 초콜릿류: 0.5g/kg 이하
② 빵류: 0.17g/kg 이하
③ 과자: 0.1g/kg 이하

④ 캔디류: 0.5g/kg 이하

⑤ 빙과류: 0.1g/kg 이하

⑥ 아이스크림류: 0.1g/kg 이하

2014년 규제 완화의 특징은 어린이들이 즐겨 먹는 식품들에 대해서도 사카린의 사용을 허용한 점이다.

다른 인공 감미료의 경우

현재 우리나라에서 감미료 용도의 식품 첨가물로 지정된 것은 14품목이 있다. 하지만 다른 인공 감미료에 대한 규제는 사카린에 비해 느슨하다. 특히 아스파탐, 아세설팜칼륨, 수크랄로스 등은 사용 제한이 거의 없어 현재 우리나라에서 가장 많이 사용되는 인공 감미료이다.

어류 독성 실험에서도 사카린에 비해 독성이 강한 것으로 나타난 아스파탐의 경우 사카린과 반대로 일부 제품에 대해서만 사용량을 규제하고 나머지 식품에 대해서는 규제를 하지 않는다. 식품 첨가물 공전의 규정은 이렇다.

「아스파탐의 사용량은 아래와 같으며, 기타 식품의 경우 제한받지 아니한다.

① 빵류, 과자, 빵류 제조용 믹스, 과자 제조용 믹스: 5.0g/kg 이하

② 시리얼류: 1.0g/kg 이하

③ 특수 의료 용도 등 식품: 1.0g/kg 이하

④ 체중 조절용 조제 식품: 0.8g/kg 이하

⑤ 건강 기능 식품: 5.5g/kg 이하」

수크랄로스도 몇 개 제품의 사용량을 제한하고 나머지는 기타 식품으로 처리해 일률적으로 사용량만을 제한하고 있다. 그 규정은 이렇다.

「수크랄로스의 사용량은,

① 과자: 1.8g/kg 이하

② 추잉껌: 2.6g/kg 이하

③ 잼류: 0.4g/kg 이하

④ 음료류, 가공 유류, 발효 유류, 조제 커피: 0.40g/kg 이하
(다만, 희석하여 음용하는 제품에 있어서는 희석한 것으로서)

⑤ 설탕 대체 식품: 12g/kg 이하

⑥ 시리얼류: 1.0g/kg 이하

⑦ 특수 의료 용도 등 식품: 0.4g/kg 이하

⑧ 체중 조절용 조제 식품: 0.32g/kg 이하

⑨ 기타 식품: 0.58g/kg 이하

⑩ 건강 기능 식품: 1.25g/kg 이하」

도무지 이해가 되지 않는 일이다. 가장 안전하고 효능이 우수한 사카린이 가장 규제를 많이 받고 있는 것이다.

TIP
설탕 산업과 사카린 ·

사카린 규제가 그토록 강하게 시행되고, 또 늦게까지 풀리지 않은데 대해 거대한 설탕 산업의 입김을 지적하는 사람도 있다.

1조원 정도로 추산되는 우리나라 설탕 시장은 지난 40여 년 간 상위 3사의 시장 점유율을 합한 '시장 집중도'가 100%였다. 한국제당협회 회원사도 CJ제일제당, 삼양사, 대한제당 세 곳이 전부다. 이들이 설탕 시장을 완전히 좌지우지한다.

박창기라는 사람이 2012년 말 출간한 『혁신하라 한국경제』는 설탕 시장 카르텔을 이렇게 폭로하고 있다.

"1960년대 이후 제당 3사는 불법적인 담합을 통해 제일제당 49.2%, 삼양사 32.8%, 대한제당 18%로 시장 점유율을 고정하고 있었다. 가격도 거의 동시에 같은 수준으로 올리고 내렸다. (중략) 실무를 담당했던 나는 이 과정(1980년대 설탕 전쟁)에서 1960년대 시장 점유율을 고정하는데 합의한 비밀 합의 문서를 눈으로 직접 확인했다. (중략) 고위 관료 몇 명에게 로비와 향응을 제공하면 판매 가격을 조정할 수 있었다. 상대방 창고에 가서 출고 물량을 정기적으로 감시하고, 2001년에는 3사의 설탕 제조량 자료를 매달 상호 교환하는 합의서를 만들기도 했다. (중략) 담합도 문제지만, 국내 설탕 시장이 독과점을 유지할 수 있었던 근본적인 이유가 또 있다. 정부의 과보호, 특히 관세정책이다."

이런 거대 산업인 만큼 자신들의 발판을 조금씩 허물고 있던 사카린 시장이 곱게 보이지는 않았을 것이라는 주장이 항간에 나도는 것도 무리는 아닐 것이다. 일본에서 대량 생산된 아스파탐이 우리나라에 대거 들어오기 시작한 것과 사카린 규제가 시작된 것이 거의 시기적으로 일치한 것에도 의혹의 시선을 보내는 사람이 있다.

사카린 섭취, 이상 없다

사카린이 안전하다는 것은 이미 과학적 실험 결과로 이제는 정설이 됐다. 그러나 아직도 일부에서는 사카린의 규제 완화에는 신중한 자세를 취하는 사람들이 많다. 천연 식품에 대한 무조건적인 믿음이 첫 번째 이유였고, 두 번째는 모든 것이 과하게 섭취해 좋을 것이 없다는 일반론에 근거한 것이었다.

우리는 이러한 지적에 대한 답을 찾기 위해 여러 가지 실험 결과들을 수집했다. 그래서 얻은 결론은 현재 상태로도 사카린 섭취가 과다하지 않은 것은 물론이거니와, 앞으로 사카린의 규제를 대폭 완화하더라도 허용된 양을 초과해 과다 섭취하는 일은 절대로 없을 것이라는 사실이었다.

사카린 섭취 현황

1993년 2월부터 FAO/WHO의 식품 첨가물 전문위원회(JECFA)는 사카린의 일일 섭취 허용량(ADI)을 정상인은 체중 1kg당 5mg으로 권장하고 있다. ADI란 평생 동안 매일 먹어도 인체에 해가 없는 양을 말한다.

우리나라 식약처의 사용량 규제 기준으로 뻥튀기에 들어갈 수 있는 사카린 한도는 0.5g/kg이다. 실제로 뻥튀기 한 개 당 사카린이 0.019mg 사용되는 것으로 알려져 있다. 그러므로 JECFA의 ADI로 따져볼 때 10살 어린이가 하루에 뻥튀기 1만 개씩을 먹어야 겨우 도달하는 양이다.

실제 조사에서도 사카린 섭취량은 전혀 우려할만한 것이 아닌 것으로 나타났다. 서희재 선문대학교 식품화학과 교수와 최성희 한국보건산업진흥원 연구원이 2013년 『한국 식품과학 회보』(Vol. 45, No. 5)에 발표한 「식품 중 사카린나트륨과 수크랄로스의 사용실태 파악 및 한국인의 사카린나트륨과 수크랄로스의 섭취 수준 평가」에 따르면 현재 우리나라의 사카린 섭취량은 모든 연령대에 있어 ADI에 한참 못 미치는 것으로 나타났다.

이에 따르면 339개 품목에서 사카린나트륨 함량을 분석한 결과 총 22개 품목 중 절임류, 음료류, 과자류, 어육 가공품, 소스류, 김치류 등 6개 품목에서만 총 53건이 검출되었을 뿐이다. 나머지 16개 품목에서는 모두 불검출로 나타나 평균 검출율이 15.6%로 집계되었다. 이는 2008년도에 보고된 사카린나트륨 검출율 23.1%와 비교해 더 낮아진 수치다.

사카린나트륨이 가장 많이 검출된 품목은 29건이 검출된 절임류였다. 그 다음으로는 탄산음료와 과일 채소 음료를 비롯한 음료류로, 16건이 검출돼 절임류와 음료류가 사카린나트륨 총 검출율의 약 85%를 차지했다.

각 식품별 사카린나트륨의 평균 함량은 절임류가 159.40ppm으로 가장 많은 것으로 나타났고, 이어서 과일 채소 음료에서 18.40ppm이 검출됐다. 음료류, 과자류 등에 사용되던 사카린나트륨 사용량은 줄어들고 있는 반면, 절임류에는 지속적으로 사용되고 있는 것으로 나타났다.

사카린나트륨의 국민 평균 섭취량은 하루에 체중 1kg 당 59.02µg(미크로그램)으로 나타나 JECFA에서 설정한

ADI의 1.18% 수준이었다. 이는 2008년에 보고한 사카린나트륨 섭취량 52.34㎍(ADI의 1.0%)과 매우 유사한 결과였다. 이로써 한국에서의 사카린나트륨 섭취량은 2008년 이후 4년 동안 거의 차이가 없다는 것을 알 수 있었다.

연령별로는 1~6세의 유아가 ADI 대비 사카린나트륨 섭취량이 가장 많은 것으로 나타났다. 1~2세 1.90%, 3~6세 1.79%였다.

영국 식품규격청에서는 1.5~4.5세의 유아 1천100명을 대상으로 7일 간의 설문 조사를 통해 사카린나트륨에 대한 섭취량을 평가한 결과, 하루 체중 1kg당 1.16mg을 섭취했다고 보고했다. 이는 ADI의 23.2%에 해당하는 수준으로 우리나라보다 훨씬 많은 양이었다. 이것은 빵과 육류 중심의 영국 식단이 밥 중심의 한국 식단에 비해 더 많은 음료 소비를 유도하기 때문에 비롯된 결과로 보인다.

음료수를 많이 소비하는 연령대인 13~19세의 청소년들의 사카린나트륨 섭취량도 ADI 대비 1.40%였다.

한편 사카린나트륨을 가장 많이 먹는 상위 5% 그룹의 섭취량을 추정한 결과, 하루에 체중 1kg당 264.37㎍으로 나타났다. 이는 국민 평균 섭취량의 약 5배에 해당하는 양이었다. 하지만 ADI 대비 5.29%에 불과한 매우 안전한 수준이었고, 2008년의 연구 결과와 비교해보더라도 4분의 1 정도의 수준에 그치는 적은 양이었다.

따라서 당시 한국인의 사카린나트륨 섭취량은 평균 섭취량, 연령별 섭취량, 상위 섭취량 모두 ADI 대비 6% 미만의 안전한 수준이라는 사실을 알 수 있었다.

사카린 사용 확대에 따른 안전성 평가

그러면 앞으로 사카린 사용을 더 확대해도 이상이 없을까? 서울대학교 식품영양학과 권훈정 교수가 2011년 8월 발표한 「사카린나트륨 사용기준 확대에 따른 노출량 및 안전성 평가」가 그 대표적인 연구다.

결론은 "사용 확대 후 평균 사카린 섭취량은 ADI의 10% 수준일 것으로 추정되며, 최악의 시나리오의 경우에도 ADI의 수준의 섭취를 보일 것으로 기대돼 사카린 사용 품목 확대에 따른 위해 우려는 낮을 것으로 예측된다"는 것이었다.

논문은 나아가 "첨가물의 경우 대체 제품의 사용이 광범위해질수록 특정 제품에 대한 섭취량이 분산되어 특정 화합물에 대한 위해도를 낮추는 효과를 불러오게 된다. 특히 대체 감미료와 같이 비만/당뇨군에 대한 사용이 집중될 것으로 기대되는 첨가물의 경우, 다양한 화합물의 사용을 장려하여 특정 화합물에 대한 노출을 감소시켜 위해가 분산되도록 할 필요성이 있다"며 사카린 사용 확대를 권고하기도 했다.

이 연구논문에 따르면 우선 당시 사카린을 사용한 대부분의 식품이 사용 기준의 10% 내외에서 쓰고 있었으며, 분석한 식품의 약 22.5%에서만 사카린의 사용이 확인되는 것으로 보고되었다.

한편 국민 전체에 대한 식품 섭취량 자료를 이용해 앞으로 사카린 규제 완화 예상 품목(실제 2012년 규제 완화 대상 품목)을 상정해 사용이 허용된 최대 한도의 양을 해당 식품군의 모든 식품에 첨가하더라도 ADI 대비 7.0~9.2%에 머무르는 것으로 나타났다.

연령별로 보면, 3~5세 연령대에서 ADI대비 15.6%의 최대 섭취량을 보였다. 저(低) 연령대의 사카린 섭취 예상량이 높게 나타나는 원인은 과자, 아이스크림, 빙과류 등의 간식류에 기인하는 것으로 과자, 츄잉검, 음료, 빙과류 등 기호 식품에 저 칼로리 제품이 별도 출시될 경우 어린이의 사카린 섭취 예상량은 현저히 낮아질 것으로 추정됐다.

상위 5% 섭취자의 경우는 ADI 대비 44% 수준의 사카린 섭취가 예상됐다. 그러나 2008년 식품의약품안전처의 보고서에 따르면 사카린 사용이 허용된 식품 중 실제 약 22.5%의 제품에서만 사카린이 검출되는 것으로 나타나 있다. 즉 당시 대체 감미료 시장에 존재하는 다양한 대체 감미료 현황을 반영하면, 사카린 허용 식품군이 확대되어도 실제 사카린을 사용하는 제품은 각 식품군별 30% 수준에 머물 것으로 추정됐다. 그 경우 ADI 대비 3%의 사카린 섭취가 예상됐다.

이 경우 3~5세 연령대에서 최대 6.0%의 섭취량을 보이며, ADI 대비 14%의 사카린을 섭취할 것으로 보였다.

우려가 되는 경우는 사용 확대 후 사카린 사용이 가능한 모든 식품들을 매일 섭취하는 소비자가 있고, 섭취하는 모든 식품들이 허용된 최대 농도의 사카린을 사용했다고 가정하는 것이다. 실제 확률이 매우 낮은 이 같은 극한 상황에서도 ADI 대비 82~95%로 일일 섭취 허용량을 초과하지 않을 것으로 예측됐다.

6~11세 아동들의 경우도 모든 기호 식품과 음료를 사카린 함유 제품으로 매일 1회씩 섭취할 경우 ADI 대비 57%, 사카린 함유 빵을 밥 대신 매일 1회씩 섭취할 경우도 ADI 대비 최대 70%의 사카린이 섭취되는 것으로

추정됐다.

 이런 연구 결과는 사카린의 규제가 더 완화될 수 있는 여지가 많다는 것을 보여준다. 더구나, FAO/WHO의 식품첨가물전문가위원회(JECFA)에서 1993년 사카린의 일일허용섭취량(ADI)를 2배로 늘려 체중 1kg당 5mg으로 정했으나, 보고서에 의하면 그보다 3배인 15mg까지 늘릴 수 있는 여지가 있음을 알 수 있다.

4장

설탕을 먹지마라

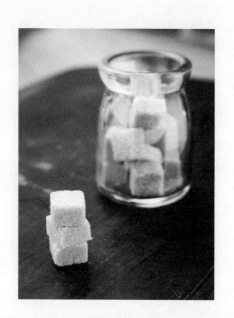

설탕의 모든 것

●
●
●

병을 알면 거의 나은 것이다.
- 영국 속담 -

설탕이 몸에 해롭다는 이야기는 이미 오래전부터 제기
돼 왔다.

그럼에도 불구하고 아직도 많은 사람들이 설탕에 대
해 무한 신뢰를 보내고 있는 듯하다. 설탕이 천연 식품
이고 사카린이 인공 화합물이라는 인식이 강한 탓이다.
사카린이 비록 무해하다고 하더라도 인공적으로 만들어
진 것이므로 뭔가 찜찜하다고 이야기하는 사람이 내 주
변에도 있다.

그러나 설탕도 결코 천연 식품이 아니다. 설탕은 인공적으로 만들어낸 식품이다. 다만 천연 원료로 만들어졌을 뿐이다. 설탕은 인공적으로 만들어졌기 때문에 그 속에 미네랄도 비타민도 섬유질도 하나 없는 당분 덩어리다. 게다가 설탕은 태어날 때부터 정치적, 경제적, 그리고 윤리적으로 많은 문제를 일으켰던 '달콤한 악마의 유혹'이었다.

설탕의 역사

설탕의 원료인 사탕수수의 원산지는 서태평양의 뉴기니로 알려져 있다.

이곳에서 처음 재배되다가 기원전 8천 년 인도로 전파된 것으로 보인다. 인도 사람들은 이미 기원전 4세기에는 이 사탕수수에서 결정체의 설탕을 만들어내고 있었던 것으로 알려진다. 설탕이 없었던 다른 지역에서는 단맛을 내는데 꿀이 주로 사용됐다.

설탕이 서구 사회에 전파된 것은 알렉산더 대왕 휘하의 한 장군에 의해서였다. 기원전 327년 알렉산더 대왕이 인도를 침략했을 때, 사령관 중 한 명이었던 네아르

쿠스 장군은 갈대의 줄기에서 꿀을 만들 수 있다는 사실에 놀랐다. 그는 사탕수수를 가리켜 '꿀벌 없이 꿀을 만드는 갈대'라고 했다.

기원전 320년에 인도를 다녀온 그리스인 메가스테네스는 설탕을 '돌꿀'이라고 소개했다. 돌이라고 표현한 것으로 보아, 그때 이미 액체 상태의 사탕수수 즙이 아닌, 결정화된 상태의 설탕이 생산되고 있었음을 말해준다.

인도에서 설탕을 제조하는 과정에 대한 기록은 5세기의 힌두교 종교 문헌들에 나타난다. 수액을 끓이고, 당밀을 만들고, 설탕 덩어리를 굴린다는 표현들이 종교적 가르침을 설파하는 데에 비유되어 사용되었던 것이다.

사탕수수나 설탕이 중국으로 건너간 시기에 대해서는 의견이 분분하다. 중국의 영토가 워낙 넓고 국경선의 변동도 심해, 어디까지를 중국으로 볼 것인지 기준이 모호하기 때문이다. 많은 학자들은 그 시기를 기원전 800년경으로 추정한다. 사탕수수가 아닌 설탕이 중국에 본격적으로 수입된 것은 5세기경이다.

설탕이 전 세계적으로 전파된 데에는 마호메트의 공이 크다. 마호메트는 630년경에 이슬람교를 세계에 전파하기 위한 성전(聖戰)을 개시했다. 정복지 페르시아에서 사탕수수를 발견한 마호메트 군대는 즉각 그 '페르시아 갈대'에 매료돼 정복지마다 사탕수수를 갖고 갔다. 710년에 정복된 이집트에도 군대와 함께 사탕수수가 들어갔다.

이집트인들은 고도로 발달한 농업 기술과 화학 지식을 동원해 사탕수수 재배 기술과 세척, 결정화, 정제 등의 설탕 생산 과정들을 발전시켰다. 사탕수수는 이집트에서 계속 서쪽으로 이동해 북아프리카를 가로질러 모로코까지 이르렀다. 755년에는 마침내 지중해를 넘어 스페인 남부까지 이동했다. 11~13세기까지 벌어진 십자군 전쟁은 설탕 전파의 획기적인 계기가 되었다.

아메리카 대륙에 사탕수수가 처음 들어간 것은 1493년에 콜럼버스가 미 대륙으로 두 번째 항해를 하면서, 카나리아 제도의 사탕수수를 카리브 해의 아이티 섬으로 가져가면서부터다. 이로써 설탕의 역사에서 주 무대가 아랍과 지중해에서 중남미로 넘어갔다. 1600년 무렵에는 중남미의 설탕 생산이 세계에서 가장 큰 산업인 동시에 엄청난 돈벌이가 되는 산업이 되었다. 결과적으로 서인도 제도의 설탕 섬들은 영국과 프랑스에 엄청난 부를 안겨 주었다.

우리나라의 설탕

설탕이 우리 역사 기록에 처음 등장하는 것은 고려 명종 때 이인로의 『파한집(破閑集)』이다. 하지만 학자들은 명종 이전에 이미 중국에서 전해진 것으로 추측한다. 당시의 설탕은 상류층에서 약용이나 기호 식품으로 주로 사용됐을 것으로 추측한다.

설탕이 한국에 본격적으로 보급된 것은 20세기 초로 추정된다. 일제가 타이완을 침공한 뒤 설탕이 유입되면서 일반인들에게도 설탕과 팥이 든 빵과 양과자, 일본식 찹쌀떡이 선보인 것이다.

한편 사탕무로 만든 설탕은 국내에서 1920년대부터 생산됐다는 기록이 있다. 일제 강점기인 1920년, 평양에 사탕무를 원료로 하는 제당공장이 처음 만들어졌다. 하지만 생산 능력의 한계로 대부분은 일본에서 생산 가공한 것을 소비하게 되는데, 귀중품이기는 해도 특권층의 전유물에서는 벗어나게 된다.

1925년 〈동아일보〉에는 이미 설탕의 위험성을 경고하는 기사가 실렸다. 아래와 같은 당시의 기사 내용이 흥미를 자아낸다.

"설탕 소비량으로 선진화 수준을 측정한다는 것은 거

짓이다. 설탕은 소금과 달리 필수 조미료가 아니다. 만성
적으로 설탕을 먹으면 독이 된다. 설탕 대신 꿀이 좋다."

요즘 환경운동가들의 말과 거의 다르지 않다. 1939년
제2차 세계대전이 일어나고 나서부터는 설탕 배급제가
실시된다. 그만큼 설탕이 대중화되었다고 볼 수 있다. 해
방 직후인 1946년에 물가를 조사한 것을 보면 같은 무
게의 쇠고기보다 2배가 비쌌을 정도이다. 현재는 10분
의 1 가격이다.

우리나라 사람들이 본격적으로 설탕을 먹게 된 것은
1950년대 중반 이후이다. 맨 처음 설탕을 생산한 곳은
1953년 11월 제일제당이다. 당시 설탕의 국내 가격은
국제 가격의 3배나 됐다. 해외 원조 물자 중 하나이던 원
당을 가공해 설탕을 만들었다. 하루 생산 능력은 25톤가
량으로 "아침에 설탕 한 트럭을 싣고 나가면 오후에 한
트럭의 돈이 들어올 정도다"고 할 만큼 인기를 끌었다.

현대 사회의 설탕

오늘날도 설탕은 분쟁의 요인이 되고 있다.
2009년 가뭄으로 설탕 공급이 감소하면서 2010년 초

설탕 값이 치솟자 설탕 수출국 간에는 살벌한 신경전이 벌어지기도 했다. 유럽연합(EU)이 연간 수출량을 135만 톤으로 제한하기로 한 합의를 깨고 설탕 수출을 50만 톤 늘리겠다고 나서자, 브라질·호주·태국 등이 세계무역기구(WTO)에 제소할 뜻을 비친 것이다.

설탕과 관련 우리나라에도 큰 사건이 있었다. 바로 '삼분(三粉) 폭리 사건'이다. 1964년 한 야당의원이 "밀가루·설탕·시멘트 등 이른바 '삼분산업'과 관련된 기업들이 매점 매석으로 가격을 조작하고, 세금 포탈을 통해 엄청난 폭리를 취하는 것을 묵인하는 대가로 당시 집권당인 공화당이 거액의 정치자금을 제공받았다"고 밝혔던 것이다.

한 시절 설탕의 소비는 문명의 척도라는 말이 떠돈 적이 있었다. 일반적으로 문명이 발달할수록, 그리고 국민소득이 올라갈수록 설탕 소비량이 많아진다는 것이다.

설탕의 소비가 급격하게 늘어날 수 있었던 것은 설탕이 대량으로 생산되었기 때문이다. 게다가 설탕이 널리 퍼질 무렵에 다양한 종류의 차와 커피 같은 기호품들의 소비도 증가했다. 영국에서는 차가 맥주를 대신했고, 프랑스에서는 커피가 와인을 대신했을 만큼 증가했다. 이런 기호품들의 유행은 설탕 소비를 크게 늘렸다. 기호품의 인기가 날로 더해가고 생산량이 증가할수록 설탕의 소비 또한 증가하게 된 것이다.

가공 식품의 증가 역시 설탕의 소비를 증가시켰다. 각종 스낵이나 음료는 물론이지만, 일반 식품에도 소비자의 입맛을 끌기위해 많건 적건 설탕이 첨가됐다.

지구상에 단맛을 거부하는 사회는 단 한 곳도 없지만, 단맛을 좋아하는 강도는 조금씩 다르다. 주목해야 하는 것은 현대에 접어들면서 한 때 정설처럼 돼 있던 설탕 소비량이 국민소득과 비례한다는 이야기는 전혀 사실과 다르다는 것이다. 2005년 설탕 소비량을 보면 스와질랜드(97.4kg), 싱가포르(73.4kg), 브라질(59.2kg), 태국(35.0kg), 미국(31.3kg) 등이 높다. 소득 수준보다는 오히려 비만도와 더 상관관계가 있는 것으로 여겨진다.

스와질랜드의 설탕 소비량은 대단한 것이다. 한 사람이 한 해에 먹는 설탕량이 쌀 한 가마 반에 육박할 만큼 엄청나다. 밥 한 숟가락에 설탕 한 숟가락 반을 먹는 셈이다.

그렇다고 한국이 설탕을 적게 먹는 것은 아니다. 2009년 설탕 소비량은 대략 26kg이다. 하지만 쌀 소비량은 74kg이다. 한마디로 밥 세 숟가락에 설탕 한 숟가락을 먹고 있는 셈이다.

설탕 제조 과정 · · · · · · · · · · · · · · · · · ·

설탕의 원료는 사탕수수 또는 사탕무이다. 하지만 두 가지 다 설탕 제조법은 크게 차이가 없다. 여기서는 사탕수수로 설탕을 만드는 과정을 살펴보자.

사탕수수는 우선 잘게 절단해 압착기에 넣어 즙을 낸다. 이 즙을 당즙이라 부른다. 당즙에는 불순물이 많이 들어 있으므로 석회 등을 넣어 불순물을 침전, 제거한다. 불순물이 제거된 당즙을 농축시키면 자당의 결정이 당밀 속에 혼합된 백하라고 불리는 물질이 된다. 이 백하를 원심 분리기에 넣어 원료당이라 불리는 갈색의 자당을 뽑아낸다. 이것이 원당이다.

설탕 제조 회사들은 이 원당을 수입해 다시 가공을 한다. 설탕 회사들은 먼저 원당이 담긴 탱크에 석회유와 탄산가스를 넣어 이물질 등을 제거한다. 석회유와 탄산가스는 탄산칼슘이 되어 여과기를 통해 걸러내어 진다. 이렇게 되면 약 70% 이상 정제만 남는다.

여과기를 거친 당액은 활성탄 등을 이용한 탈색, 탈취 과정을 거치는데 이것이 2차 정제과정이다. 3차 정제는 무기물질을 제거하기위해 이온 교환 수지를 통과시키는 공정이다.

다음으로 다시 결정을 하게 된다. 결정을 해서 가장 먼저 나오는 것이 백설탕이다. 백설탕을 분리해내고 남은 용액을 모아 다시 결정을 하게 되고, 이 과정을 반복하면 흑설탕이 나오게 된다.

여기서 보듯이 설탕의 원료 자체는 사탕수수나 사탕무 같은 천연 식물이다. 그러나 설탕이 만들어지려면 여러 차례의 정제 과정을 거치는 등 인공적으로 가공을 해야 한다. 그리고 그 과정에서 설탕으로 봐서는 불순물인 모든 미네랄이나 비타민 등이 제거되고 남는 것은 자당이라는 당류뿐이다. 설탕도 결코 순수 천연 식품은 아닌 것이다.

설탕의 해독

●
●
●

여러 가지 맛 가운데 유독 단맛은 인간을 유혹한다.

달디 단 생일 케이크는 생각만 해도 이미 입안에 침이 고이지 않는가. 배가 고플 때뿐만 아니라 피로할 때, 우울할 때, 슬플 때에도 달콤한 음식이 그리워지고 또 도움이 되기도 한다.

일반적으로 단맛을 제외한 다른 맛은 어느 정도 이상 넘어가면 기분이 나빠지기 때문에 사람들은 그 맛이 나는 음식물을 많이 먹으려 하지 않는다. 하지만 단맛은 예외다. 단 음식은 아무리 많이 먹어도 맛에 싫증을 내지 않는다. 오히려 단맛에 중독되면 더 많이 찾게 되기까지 한다.

사실 당류는 우리 몸의 에너지원이다. 당류를 먹음으로써 살아가는데 필요한 영양소와 열량을 섭취하게 된다. 인간은 그래서 생존을 위해 단 것을 찾아내도록 진화돼 왔는지도 모른다.

그러나 문제는 이처럼 단맛이 싫증을 불러일으키지 않는다는데 있다. 물질이 풍요로워진 현대인들은 원 없이 단 것을 섭취할 수 있다. 하지만 세상사 모두 과하면 탈이 나게 마련이다. 단 것이라고 무턱대고 많이 먹다 보면 건강상으로 큰 문제를 일으킨다.

설탕의 대사 구조

우리가 음식을 먹으면 탄수화물은 포도당 등 단당류로 바뀐다. 포도당은 핏속을 돌아다니다 에너지를 필요로 하는 세포에 전달돼 우리의 에너지원으로 사용된다. 설탕도 탄수화물이다.

특히 이당류로 단당인 포도당 1분자와 과당 1분자가 화학 결합이 되어 만들어진 분자이기 때문에 다른 어떤 탄수화물보다 쉽게 단당류로 분해된다. 여기서 포도당은 인슐린 분비를 자극하고, 과당은 중성지방과 콜레스

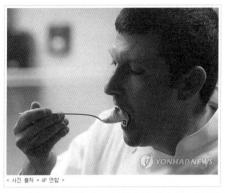

国際
WORLD

설탕은 경제의 敵?…비만·당뇨병 늘리고 경제성장률 낮추고

기사입력 2015.03.20 15:52:08 | 최종수정 2015.03.22 10:25:45

[f] 2 [t] 3 [8+1] 0   [보내기]

기사   나도 한마디

< 사진 출처 = AP 연합 >

"근로자들의 설탕 섭취량이 많으면 많을수록 그 나라 경제는 망가진다." 월가 대형 금융기관 모건 스탠리가 생산활동가능인구의 설탕 섭취량과 경제성장률 인과관계를 조사한 뒤 내린 결론이다.

모건스탠리는 19일 공개한 설탕경제학 보고서를 통해 설탕 소비량이 늘어날수록 비만은 물론 당뇨병과 같은 성인병 발병 비율이 높아져 근로자들의 생산성이 떨어진다고 설명했다. 엘가 바트시 이코노미스트가 총괄 작성한 보고서는 과다한 설탕 소비와 이에 따른 비만 당뇨병 환자 증가로 경제협력개발기구(OECD) 회원국들의 생산성 증가율이 앞으로 10년간 연평균 1.5% 선에 그칠 것으로 내다봤다. OECD가 공식적으로 내놓은 생산성 증가율 전망치 1.9%와 큰 차이가 난다.

테롤로 합성된다.

그나마 밥이나 빵이나 파스타, 쌀과 같은 탄수화물들은 복잡한 과정을 거쳐 당류로 변한다. 따라서 탄수화물 건강식, 즉 칼로리가 적당한 탄수화물 식품은 과도한 당류를 만들기 이전에 이미 포만감와 더 먹게 되지 않는다. 또 이들 탄수화물은 설사 과식을 했더라도 곧바로 포도당이 돼 핏속을 돌아다니는 것이 아니라, 글리코겐으로 바뀌어 저장된다. 이들 글리코겐은 필요한 경우 포도당으로 바뀌어 우리의 에너지원으로 사용된다.

설탕은 다르다. 설탕은 1g에 무려 4kcal의 열량을 낸다. 엄청난 열량이다. 이 열량을 소비하려면 걷기로는 14분, 자전거 타기 3분, 줄넘기 3분 정도의 운동을 해야 한다. 보통 흰 쌀밥 210g 한 공기의 열량은 313kcal다.

세계보건기구의 설탕 하루 권장량이 4g이지만, 4g이 래봐야 티스푼으로 4술 가량이다. 우리는 하루에 그 10배라도 얼마든지 먹을 수 있다. 그렇기 때문에 설탕 과용의 문제가 늘 일어나게 되는 것이다.

설탕을 많이 먹으면 우리 몸속에 포도당이 과하게 남아 있게 된다. 건강 검진에서는 8시간 이상을 굶고 나서 채취한 혈액에 있는 포도당 농도를 측정하여, 그 값을 당뇨 여부를 판단하는데 이용한다. 만일 포도당 농도가 110 mg/dl 이하이면 정상 판정을 받는다. 그러나 126 mg/dl 이상이면 재검사의 대상이 된다.

달콤한 살인자

설탕이 당뇨병 환자와 비만 환자에게 독이라는 사실은 이미 밝힌 바 있다. 그러나 그 뿐만이 아니다. 우선 설탕은 가공 과정에 첨가한 것은 물론 없지만, 칼로리 외에는 아무것도 남지 않은 것이 문제다.

정제 설탕은 사탕수수나 사탕무가 원료이다. 그렇긴 해도 그 즙액을 여러 단계 화학적으로 가공하는 과정에서 90%에 이르는 섬유질과 단백질은 모두 제거되고 오로지 칼로리만 남게 된다. 영양소라고는 하나도 없고, 오로지 칼로리만 남아있는 설탕이 인체에 들어오면 좋을 건 하나도 없다.

단백질, 비타민, 무기질들이 없으면 정제된 전분과 탄수화물을 이용할 수 없다. 탄수화물 대사가 불완전하게 이루어지면 피루브산이나 비정상적인 당과 같은 유독성 대사 산물을 형성한다. 피루브산은 뇌와 신경계에 비정상적인 적혈구에 축적된다. 이들 독성 대사 산물은 세포호흡을 방해한다.

따라서 천연의 무기질들이 결핍되어 있는 정제된 설탕은 소화, 해독, 배설 과정에서 체내의 귀중한 비타민과 무기질들을 고갈시켜 버린다.

영양학자들이 '텅 빈 또는 벌거벗은 칼로리'라고 부르는 정제된 설탕이 들어오면, 인체는 그 충격에 대항하는 방법으로 몸속에 있는 나트륨과 칼륨, 마그네슘과 같은 무기질들과 칼슘을 동원해 화학 반응을 일으킨다. 이 화학 반응으로 혈액의 산도가 정상 상태로 돌아간다. 따라서 우리 몸은 매일 무기질들을 요구하게 된다. 이렇게 혈액을 보호하기 위해 뼈와 치아로 돌아가야 할 많은 칼슘이 빠져나가 다른 부분에서 약화 현상이 시작된다.

과량의 설탕은 결국 신체의 모든 기관에 영향을 미친다. 처음에 설탕은 포도당의 형태로 간에 저장된다. 그런데 간의 용량은 한정되어 있으므로 매일 계속되는 설탕 섭취는 간을 부풀게 만든다.

간에 용량이 차고 나면 글리코겐은 지방산의 형태로 혈액으로 되돌아간다. 그리고 복부, 엉덩이, 가슴, 허벅다리에 저장된다. 그 후 지방산들은 심장이나 신장 같은 장기들에 분포된다. 신체 전체가 이들 기관의 활동 저하에 영향을 받는다. 혈압이 비정상적이 되고, 부교감 신경계가 영향을 받게 된다.

순환계와 림프계도 침범 당하며, 백혈구가 너무 많아지고 조직 형성 과정이 느려진다. 우리 몸의 내성과 면역력은 위축되어 세균 공격에 제대로 반응하지 못한다.

과다한 설탕은 두뇌의 기능에도 강력한 악영향을 미친다. 두뇌 기능의 핵심적 요인은 글루타민산인데, 이것은 채소의 주요 성분이다. 비타민B군은 글루타민산을 분해하는 주된 역할을 한다. 비타민B군은 인간 장내의 공생하는 박테리아에 의해서도 생산된다. 그런데 정제된 설탕을 매일 섭취했을 때 박테리아가 죽고 비타민B군 비축량이 매우 적어진다.

설탕이 해로운 140가지 이유 · · · · · · · · · · · · · · · · ·

『설탕 중독』에서 애플턴과 제이콥스는 설탕의 해독을 140가지나 열거한다. 이를 다 인용하기는 그렇고, 중요한 것 40여 가지만 빌리기로 하자.

- 설탕은 면역체계를 억제할 수 있다.
- 설탕은 체내 무기질들의 관계를 교란시킨다.
- 설탕은 중성지방을 상당량 만들기도 한다.
- 설탕은 세포와 조직을 손상시키는 활성 산소를 증가시킬 수 있다.
- 설탕은 박테리아 감염을 방어하는 인체의 능력을 감소시킨다.
- 설탕은 조직의 탄력성과 기능을 약화시키는데 일조한다.
- 설탕이 난소암을 유발할 수 있다.
- 설탕은 도파민, 세로토닌, 노르아드레날린과 같은 신경 전달 물질의 수치를 높인다.
- 설탕은 저혈당을 유발한다.
- 설탕은 소화관을 산성화시킬 수 있다.
- 설탕은 조기 노화의 원인이 될 수 있다.
- 설탕이 알코올 중독을 유발할 수 있다.
- 설탕이 충치의 원인이 될 수 있다.
- 설탕이 비만을 유발할 수 있다.
- 설탕이 위궤양과 십이지궤양을 유발할 수 있다.
- 설탕은 관절염의 원인이 되기도 한다.

- 설탕이 심장병을 유발할 수 있다.
- 설탕은 골다공증에 일조한다.
- 설탕이 인슐린 민감성을 떨어뜨릴 수 있다.
- 설탕이 체내의 성장 호르몬을 감소시킬 수 있다.
- 설탕이 콜레스테롤을 증가시킬 수 있다.
- 설탕이 당뇨병을 유발할 수 있다.
- 혈당이 심혈관 질병을 일으킬 수 있다.
- 설탕이 DNA 구조를 손상시킬 수 있다.
- 설탕이 단백질의 구조를 변화시킬 수 있다.
- 설탕이 체내의 생리적인 향상성을 손상시킬 수 있다.
- 설탕이 효소의 기능을 떨어뜨리기도 한다.
- 설탕 섭취와 파킨슨병의 발병은 연관성이 있다.
- 설탕이 췌장을 손상시킬 수 있다.
- 설탕이 장 운동을 방해하는 최대의 적이다.
- 설탕은 학습 능력을 저하시킨다.
- 설탕은 청소년 비행의 원인이 되기도 한다.
- 설탕은 위암의 위험을 높인다.
- 설탕은 알츠하이머의 발병을 일조하기도 한다.
- 설탕이 담도암의 원인이 되기도 한다.
- 설탕은 대장암이 발병하는 데 한몫을 한다.
- 설탕은 쓸개암의 위험 인자가 될 수 있다.
- 설탕은 폐암의 위험 인자이다.
- 설탕이 전립선암을 유발할 수 있다.

- 설탕은 유방암의 위험을 높인다.
- 설탕은 소장암의 위험 인자이다.
- 설탕은 위암의 위험을 높일 수 있다.
- 설탕은 대사증후군을 유발할 수 있다.
- 설탕이 피로, 우울감, 신경질, 우울증을 불러올 수 있다.
- 설탕은 세포가 각종 필수 영양소를 흡수하지 못하게 방해하기도 한다.
- 설탕이 여드름을 부추기고 지속시킨다.
- 설탕이 염증을 유발하기도 한다.

이상의 것들 가운데 전문가들이 동의하기 힘든 것이 있을 수도 있다. 그러나 저자는 이러한 이유를 찾기 위해 100여 권의 전문 서적들을 참고했다고 밝히고 있다. 이대로라면 설탕은 그야말로 만병의 근원인 셈이다. 그래서 설탕의 해독을 경고하는 사람들은 설탕을 '세상에서 가장 달콤한 살인자'라고 부르기도 한다.

우리를 속이는 설탕

●
●
●

설탕이라고 하면 우리는 그저 하얀 결정체의 가루 설탕만을 떠올리기 쉽다.

그래서 설탕의 해독에 대해 알고 있어도 커피 등에 넣는 설탕만 조심하면 된다고 예사롭지 않게 여긴다. 그러나 우리 주변에는 여러 가지 형태의 설탕이 존재한다. 좀 더 범위를 확대하면 설탕과 다름없는 감미료들이 존재한다.

또 이들 광의의 설탕들은 우리 주변의 음식들에 은밀한 이름으로 숨어 있어 우리를 혼란시킨다. 가공 식품 포장지에 인쇄된 원재료 표시에는 당류로만 표시된 경우가 대부분이다. 설탕인지 인공감미료인지 구분을 할 수가 없다. 식품 기업들은 소비자들의 입맛을 사로잡기 위해 교묘한 방법으로 음식에 설탕이나 다른 감미료를 집어넣는다. 인간의 기본적인 욕망을 이용하는 것이다.

은밀한 유혹

설탕이라고 하면 보통 하얀색의 가루를 생각하기 쉽다. 이런 것을 백설탕이라고 부른다.

그렇지만 잠시 살펴보면 우리 주변에는 색깔에 따라 흑설탕, 황설탕 등으로 불리는 것도 있고, 모양에 따라 각설탕, 알설탕 등도 찾아볼 수 있다. 일부에서는 흑설탕이 백설탕보다는 건강에 좋다고 믿는 사람도 있다. 흑설탕이나 황설탕 등은 설탕 정제 과정에서 정제가 조금 덜 된 것이기 때문이라는 것이다. 그러나 실은 그리 차이가 없다.

이런 것은 그래도 우리가 설탕이라고 쉽게 알아챌 수가 있다. 하지만 모양이 다른 설탕도 얼마든지 있다. 일부에서는 이런 것이 설탕과는 다르다며 건강식으로 선전하는 경우까지 있다.

우선 수크로스라는 이름으로 들어가 있는 것이 있다.

원래는 사탕수수나 사탕무 따위에 들어 있는 이당류를 말하는 것으로, 이를 정제해 만든 것이 바로 설탕이다. 그런데도 식품 첨가물로 버젓이 설탕 대신 수크로스라고 적힌 것을 볼 수 있다. 자당이라고도 불린다.

옥수수에서 추출되는 액상과당이라는 것도 마찬가지다. 액상과당은 설탕보다 달지만 제조 원가가 싸고 가공이 용이해 국내외 식품업계에서 널리 쓰인다. 주로 탄산음료나 과자, 빵처럼 단맛이 강한 가공 식품에 많이 들어있는 것으로 알려졌지만 조미료나 통조림, 분유, 밑반찬에 이르기까지 광범위하게 사용되고 있다. 특히 '무설탕, 무첨가물'을 강조한 제품에 사용돼 다이어트를 필요로 하는 소비자들의 관심을 끈다.

그러나 이 액상과당이 설탕보다 해로울 수 있다는 연구 결과들이 나오고 있다. 최근 미국 유타대학 연구팀이 쥐를 대상으로 실험한 결과, 액상과당이 든 먹이를 40주 동안 먹은 암컷 쥐들이 설탕이 든 먹이를 먹은 암컷 쥐보다 폐사율이 2배가량 높았다. 번식률 역시 26% 가량 떨어지는 것으로 나타났다는 보고도 있다.

이처럼 설탕이라는 이름을 쓰지 않는 또 다른 설탕이 범람하고 있지만, 실은 그 인체 내 대사과정이 설탕과 크게 다르지 않아 설탕의 한 종류로 분류해야 할 것들이 대부분이다. 이런 부류로 많이 알려진 것은 다음과 같다.

▷용설란 시럽이나 즙 ▷보리 엿기름 ▷사탕수수 시럽
▷결정 과당 ▷대추야자 설탕 ▷과당 ▷과일주스 농축액
▷갈락토오스 ▷포도당 ▷꿀 ▷젖당 ▷엿당 ▷메이플 시럽
▷당밀 ▷슈가파우더 ▷원당 ▷쌀시럽 ▷올리고당

가령 이런 것들이 각종 식품에 설탕 대신 사용되면 사람들은 흔히 무설탕 식품이라고 오인하기 쉽다. 그러나 액상과당처럼 그 해독은 설탕과 크게 다르지 않다고 봐야한다.

우리나라 소비자 시민모임에서도 "제품에 따라 액상과당이나 설탕이라는 용어 대신 '수크로스', 'HFCS', '콘시럽', '요리당', '옥수수시럽' 등 서로 다른 용어들이 혼재돼 있어 혼란스럽다"며 "표시 방법의 개선과 함께 용어에 대한 소비자 교육이 필요하다"고 강조하고 있는 실정이다.

요즘 모든 가공 식품에 성분 표시와 영양 성분표 등이 붙어 있다. 이것을 보면 감미료가 얼마나 첨가돼 있는지 알 수 있다. 그래도 실제로는 그리 쉬운 게 아니다.

식품 제조회사들은 소비자들을 유혹하기 위해 각종 상

술을 동원한다. 식품 회사들, 특히 기호 식품을 만드는 회사들은 그동안 소비자 입맛을 사로잡기 위해 은근히 설탕류의 첨가를 증가시켜 온 것이 사실이다. 그러다 설탕이 유해성 논란에 휩싸이자 이번에는 설탕은 줄이면서 앞서 열거한 설탕 아닌 설탕을 넣고는 건강식품이라고 선전하고 있다.

그런가 하면 다른 영양소를 과장 선전하면서 첨가된 설탕 양에서 눈을 돌리게 하는 수법도 많다. 가령 심장에 좋은 항산화제가 풍부하게 들었다고 선전하는 초콜릿의 설탕 함유량이 40g 1개당 6~12g에 달하는 것과 같은 것이다.

인공 감미료들

설탕의 해독이 본격적으로 논란이 된 후 설탕의 대체재를 찾으려는 움직임이 활발하게 일어났다. 그렇지만 대부분은 탄수화물이라는 점에서 설탕과 다르지 않아 크게 성과를 내지는 못했다. 이에 따라 다시 주목을 받게 된 것이 인공 감미료다.

사카린이 우연한 기회에 발견된 이후 설탕보다 달고

싸고, 또 설탕의 해독에서 자유로운 감미료를 인공적으로 만들려는 시도가 곳곳에서 일어났다. 그 결과 지금 세상에는 다양한 인공 감미료들이 팔리고 있다.

현재 우리나라에서 감미료 용도의 식품 첨가물로 지정된 것은 화학적 합성품으로 사카린(사카린나트륨)을 비롯해 글리실리진산이나트륨, 만니톨, 수크랄로스, 아세설팜칼륨, 아스파탐, 이소말트, 자일리톨, D-소르비톨, D-소르비톨액, 폴리글리시톨시럽, 락티톨, D-말티톨, 말티톨시럽 등이 있다. 또한 천연 첨가물(4품목)로는 감초추출물, 스테비올배당체, 토마틴, 효소처리스테비아 등이 있다.

이들 인공 감미료들 가운데는 아직 그 안전성이 검증되지 못한 것도 있고, 시클라메이트처럼 이미 안전성 면에서 문제가 있다고 보여 퇴출된 것도 있다.

아스파탐

사카린과 함께 지금도 널리 사용되는 인공 감미료로 아스파탐이 있다. 1965년에 미국에서 최초로 개발되었지만, 대량 생산법은 일본 회사가 개발해 특허를 가지고 있다. 아스파탐은 설탕보다 단맛이 강하며, 열량과 혈당 지수가 없다는 점에서는 사카린과 비교된다.

다만 사카린은 섭씨 200도의 열에도 안정성을 유지하지만, 아스파탐은 150도 정도에서 분해되기 시작해 170도에서는 90% 이상이 분해돼 감미료로서의 기능을 상실한다는 결정적인 약점이 있다. 장기 보관 시 습기에 약하다는 단점도 있다. 가격 또한 사카린에 비해 5배 쯤 비싸다.

아스파탐에 대해서는 아직도 논란이 없지 않다. 지난 2005년 이탈리아 케자르 말토니 암 연구센터의 모란도 소프리타 박사 팀이 연구한 결과 아스파탐이 인체에 위험한 것으로 나타나 논란을 빚었다.

연구팀은 생후 8주된 쥐를 그룹별 또는 성별로 100~150마리씩 나눈 후 10만, 5만, 1만, 2천, 400, 80, 0ppm 농도의 아스파탐을 각각 섭취시켜 관리했다. 그 결과 아스파탐은 연구팀의 실험 조건에서 ▷악성 종양의 발생이 현저히 증가했으며 ▷림프종과 백혈병이 증가했고 ▷신우와 수뇨관 전구체에서 변이 세포암이 현저히 증가했다.

연구팀은 아스파탐이 일일 섭취량 체중 1kg당 20mg에서조차 다양한 잠재성을 가진 발암 물질이라는 사실이 확인됐다고 덧붙였다. 이에 따라 아스파탐 사용과 소비에 대한 현재의 가이드라인의 재평가가 시급하며, 지연되어서는 안 된다고 결론을 내리고 있다.

이러한 실험은 2007년에도 다시 한 번 실시됐다. 수태기에서 투여가 시작되었을 때 아스파탐의 발암 위험성을 보다 계량화하기 위한 이 두 번째 실험의 결과, 연구진은 "1차 실험에서 입증된 아스파탐의 일일 섭취 허용량 수준에서 인간에게 다형 잠재성의 발암성을 확인하고 강화시켜주었다. 나아가 수태기에서 시작하여 장기간 아스파탐을 섭취하였을 때, 발암 효과는 증가한다는 것을 입증하고 있다"고 결론을 내렸다.

한편 남아프리카 프리토리아대학교 P. 험프리스 팀이 2007년 실시한 실험에서도 아스파탐에 대한 경고장이 발부된 바 있다.

연구팀은 이미 아스파탐의 섭취는 민감한 사람들에게 신경성과 행동장애를 유발한다고 보고되고 있다며 두통, 불면증, 발작 증세 등도 알려져 있는 신경학적 영향이라고 경고했다.

물론 이러한 연구결과에 대해서는 여러 면에서 반론이 없지 않다. 특히, 암 발병과 관련된 연구는 쥐를 대상으로 한 것으로 인간에게 무조건 적용할 수는 없다. 그러나 JMC 독성 실험에서도 아스파탐의 LC_{50}은 사카린의 7.5배, 안전보건공단의 물질 안전 자료에서도 아스파탐의 LD_{50} 값은 사카린의 6.4배인 것으로 나타난 사실만을 놓고 보더라도 아스파탐은 사카린에 비해 너무 후한 대접을 받고 있다고 생각된다.

수크랄로스

수크랄로스는 1976년 영국에서 발견된 인공 감미료다. 단맛이 사카린의 2배에 가깝지만 가격은 사카린의 10배에 달한다.

최근에는 몇 가지 문제점이 지적되고 있다. 우선 잔류성이 강해 수질 오염과 관련하여 문제가 되었다.

또 2013년 미국 워싱턴대학 의과대학의 야니나 페피노 박사는 비만이지만 당뇨병은 없는 17명을 대상으로 물이나 수크랄로스를 먼저 마시게 하고, 이어서 같은 양의 포도당을 투여하는 포도당 부하검사를 실시했다. 그 결과 수크랄로스를 마셨을 때가 물을 마셨을 때보다 혈당 최고치가 더 높게 올라가고, 인슐린 분비량도 20% 더 늘었다고 보고하기도 했다.

아세설팜 칼륨

독일에서 개발된 인공 감미료로 설탕보다 180~200
배 달다. 달기는 아스파탐과 같고 사카린의 절반, 수크
랄로스의 4분의 1이다. 뒷맛이 조금 써서 수크랄로스나
아스파탐과 같이 쓰면 조금 더 설탕에 가까운 맛을 낸다.

아스파탐과 달리 열이나 산과 알칼리에 안정적이다.

미국 FDA에서 일반적인 사용 허가를 받았지만, 충분
한 연구가 이루어지지 않았다고 비판 받는다. 발암 가능
성이 있다는 문제 제기는 미국 FDA와 EU의 보건기구들
이 부정하고 있다.

쥐를 대상으로 한 실험에서는 투여량에 비례해 인슐
린 분비를 증가시키는 작용이 있었으나, 저혈당을 유발
하진 않았다.

5장

사카린 전도사

반대하는 임원은 사표 받고… 발이 부르트도록 연구소 드나들고… 방송사와도 싸웠다

'미스터 사카린'의 집념, 사카린 족쇄 풀다

김동길 JMC 회장
사카린 無害 결론 얻어내

2004년 11월 제일물산을 인수할 때만 해도 그가 '사카린 전도사(傳道師)'가 될 줄은 몰랐다. 인공감미료 사카린은 1970년대 발암물질 논란에 휩싸이면서 국민들 뇌리에 '공포의 백색 가루'로 새겨졌다. 1980년부터 정부 규제가 본격 시작돼 껌값·김치·절임식품 용도를 제외하면 식품에 쓸 수 없는 물질이 됐다. 국내 사카린 시장도 시그라졌다. 제일물산과 함께 한때 '사카린 3강(强)'을 형성했던 나머지 두 회사는 1990년대 말 사업을 접었다. 한국에서 사카린은 그렇게 끝나는 줄 알았다. 하지만 그 후, 이공계 출신의 한 중소기업인이 사카

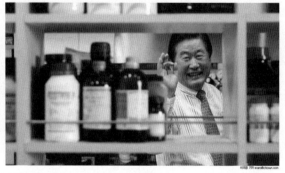

외국선 오래전 無害 결론
"국민 인식이 잘못됐다면
바로 알리고 고쳐야"

사카린 전도사

·
·
·

무식한 것을 두려워하지 말라.
허위의 지식을 가지고 있음을 두려워하라.
– 괴테 –

조세프 주베르라는 프랑스 수필가가 "사람 중에는 볼록
거울이나 오목거울 같은 사람이 있다. 그들은 받아들인
것을 반사하되 결코 있는 그대로를 받아들이지 않는다"
고 말한 적이 있다.

아무리 진실을 말해 줘도 이미 받아들인 기왕의 소문
만을 고수한 채 진실을 받아들이지 않는 것이 그런 경우
인지도 모른다.

사카린이 그렇다. 한 번 쓴 누명이 그렇게 벗겨지기

힘들 줄은 미처 몰랐다. 1989년 공업용 우지(牛脂) 파동을 겪은 라면업계나, 2004년 쓰레기 만두라는 오명을 쓴 만두업계가 소비자들 마음을 돌리는 데 몇 년이 걸렸던 적이 있었다. 그렇지만 사카린은 그보다 더 지독한 경우다.

사카린 투쟁

나는 2004년 JMC를 인수했을 때 사카린을 만드는 회사라는 것은 알았지만, 사카린의 진면목이 어떤 것인지는 솔직히 잘 몰랐다. 나조차도 사카린이 인체에 뭔가 해로운 점이 있을 것이라고 여겼을 정도다.

그러니 국내에서 잘 팔리지 않는 것은 당연하다고 받아들였으나, 해외로의 수출은 계속 호조를 보이는 것이 이상했다. 그 이유를 알아보니 이미 해외에서는 사카린의 안전성이 확인돼 사용 규제가 거의 풀렸다는 것이었다. 우리나라의 경우도 실은 전문가들 사이에서는 사카린의 안전성이 인정돼 있었지만, 일반인들에게는 잘 알려져 있지 않았을 뿐이었다.

문제는 당국의 규제였다. 앞서 설명했듯이 2004년 당시 우리나라의 사카린(식품 첨가물의 경우 사카린나트륨) 사용은 젓갈류, 절임식품, 조림식품, 김치류, 음료류, 어육 가공품, 시리얼류, 뻥튀기, 특수 의료용도 식품, 체중 조절용 조제 식품, 건강 기능 식품 등에 한정돼 있었다.

외국의 예로 보나, 다른 인공 감미료의 사용 범위로 보나, 사카린의 안전성에 대한 과학적 실험 결과로 보나, 사용 범위는 더 확대돼야 한다고 나는 판단했다. 더구나 당뇨병 환자나 비만 환자에게는 다른 무엇보다 좋은 식품 첨가물이 아니던가?

2011년 오바마 미국 대통령까지 나서서 사카린의 안전성을 확인한 마당에 국내의 이런 구태의연한 규제는 더더욱 이해할 수 없었다. 나는 그 때부터 사카린 전도사를 자처하며 사카린 규제 완화를 위해 사방으로 뛰어다니기 시작했다.

정부 관계 당국의 담당자들을 만나 사카린 규제 완화를 호소했다. 또 언론의 잘못된 보도를 반박하고 제대로 된 보도를 부탁하기도 했으며, 전문가들을 만나 새로운 정보를 수집하고 의견을 교환했다.

나의 싸움의 1차적인 목표는 사카린에 대한 규제 완화였지만, 궁극적인 목표는 사카린에 대한 소비자의 인식을 바로잡는 것이었다.

진정서 공세

나는 우선 2011년 초 식품의약품안전처를 찾아가 사카린의 규제를 보다 완화해줄 것을 부탁했다.

당시 담당자를 만나 각종 실험 자료를 들이밀며 사카린의 안전성에 대해 설명했다. 내 이야기를 듣던 담당자의 대답은 간단했다. "사카린이 안전하다는 것은 이미 잘 알고 있다. 그러나 아직 우리나라의 국민적 정서는 규제 완화에 부정적이다. 좀 더 시간을 두고 검토하자"는 것이었다.

이래서야 시간만 오래 걸릴 수밖에 없겠다는 판단을 내린 나는 정부를 상대로 본격적인 사카린 규제 완화 청원에 나서기로 마음을 먹고, 식약처를 비롯해 각계에 진정서를 돌렸다. 회사 내 일부에서는 반대도 있었다. 현재 사카린 매출 상황이 그다지 어려운 상황도 아니며, 공연히 정부를 상대로 청원을 냈다가 오히려 부작용을 만들 수 있다는 것이 그 주된 이유였다.

사실 회사의 사카린 매출은 수출을 중심으로 하고 있어 별다른 문제가 없었다. 그렇지만 단순히 사카린 매출을 늘리기 위해 이런 일을 하는 것이 아니라는 게 내 생각이었다. 설탕보다 훨씬 몸에 좋은 사카린의 진실을 사람들에게 알려야겠다는 것이 나의 뜻이었다.

기왕 내친걸음이었으므로 나는 사카린 규제 완화 투쟁에 반대하는 간부들 대신, 식품을 본격적으로 공부한 사람을 스카우트하여 그 자리에 앉힌 뒤 싸움을 시작했다.

대통령에게 보낸 글

식약처에 대한 몇 차례의 진정이 별 효과를 보지 못하자 나는 2011년 2월 탄원서를 만들어 청와대에 제출했다. 사카린이 인체에 무해하다는 내용의 각종 발표와 주요 언론사의 보도 등을 첨부해 규제를 완화해달라는 것이었다. 탄원서에는 아래와 같은 내용을 담았다.

"국내에서는 자체적인 실험과 연구도 없이 외국에서 발표한 잘못된 사실과 여론에 떠밀려 사카린의 사용 기준을 오히려 대폭 강화하였으며, 현재까지도 계속 유지하고 있습니다. 이러한 시대의 변화를 반영하지 못한 규제는 미국, 유럽, 일본 등 다른 나라와 비교하여 볼 때 우리나라가 가장 심하며, 이러한 규제로 인하여 엄청난 국가 경제적 손실 및 당뇨 환자들의 고충과 비만 문제 등을 야기하고 있습니다.

당사는 1953년 설립되어 국내 최초로 사카린 제조를 시작하였으며, 현재는 국내에 유일하게 남아 사카린 생산량의 약 90%를 해외에 수출하고 있는 회사입니다. 주요 수출처로는 거대 다국적 기업과 기타 해외 식품 의약품 제조기업 등이 대부분이며, 이들 해외 기업들은 이미 오래 전부터 사카린이 함유한 제품들을 출시하여 원가 절감의 효과를 누리고 있습니다.

그러나 국내에서는 과도한 규제로 인하여 사카린의 사용이 줄어들었으며, 이로 인해 사카린보다 몇 배에서 몇십 배가 비싼 감미료를 사용함으로써 원가 상승을 야기시켰습니다. 결과적으로 그 부담은 국민들이 고스란히 떠안게 되었습니다.

최근에는 웰빙 열풍과 더불어 다이어트에 대한 관심이 높아지면서 전 세계적으로 칼로리가 없는 인공 감미료인 사카린의 수요가 점차 높아지고 있습니다. 하지만 국내에서는 부당한 규제에 묶여 사카린의 사용이 철저히 제한을 받고 있습니다.

이상과 같이 이미 미국 등 선진국에서 사카린이 인체에 무해하다는 결론이 내려진 지금, 국민들이 과학적 근거가 없는 오래된 오해와 편견에서 벗어나 사카린의 유용성과 안전성에 대한 올바른 인식을 할 수 있도록 다른 국가에 비해 과도하게 사용을 제한하고 있는 국내의 사카린 사용 규정을 철폐하여, 이제는 다른 감미료들과 공정하게 경쟁할 수 있도록 해주어야 한다고 생각합니다."

기획재정부 장관에게

그 해 11월에는 다음과 같은 내용의 진정서를 만들어 기획재정부 장관에게 제출했다.

"사카린은 설탕보다 감미도가 300배 이상 높습니다. 감미도를 감안하여 가격을 비교하면 사카린은 설탕보다 약 40배나 저렴합니다. 실로 엄청난 수치입니다. 정부는 현재 물가 안정을 주요한 국정 과제로 삼고 물가를 잡기 위하여 애쓰고 있습니다. 금년 들어 4%가 넘는 물가 상승에는 환율이나 석유와 같은 대외적인 요인도 있으나, 구제역이나 기상 이변 등에 따른 식료품 가격의 폭등도 크게 작용하고 있는 것으로 알고 있습니다.

눈에 보이지 않는 자원 전쟁은 이미 진행 중이며, 그 중에는 설탕의 원료인 원당도 포함되어 있습니다. 아시다시피 설탕의 원료인 원당은 석유와 같이 우리나라에서는 단 한 줌도 생산되지 않습니다. 국제 원당 시세의 급등으로 설탕업계는 지난 3월 설탕 값을 9.8% 인상하였으며, 지금도 가격 인상을 고심 중인 것으로 알고 있습니다.

기상 이변과 투기 세력까지 가세하여 최근의 국제 원당 시세는 30년 이래 최고치를 기록하고 있으며, 이런 현상은 앞으로도 반복될 것입니다. 설탕업계에서는 설탕이 물가 지수에서 차지하는 비중이 낮다고 주장하지만, 설탕 가격의 인상은 가공 식품의 가격 인상으로 이어질 수 있기 때문에 그 파급 효과는 결코 작지 않습니다. 실제로 지난 3월 설탕 값이 인상되자 가공 식품들은 기다렸다는 듯이 곧바로 10% 내외의 가격을 인상하였습니다.

비록 사용량과 용도에서 제한은 받겠지만, 가공 식품에 설탕보다 약 40배나 값이 저렴한 사카린으로 설탕을 대체하여 사용하면 제조 원가를 낮추어 제품 가격을 인하할 수 있으며, 적어도 인상 요인을 억제할 수는 있을 것입니다.

국민건강보험공단의 발표에 의하면 우리나라의 비만 인구는 2008년 기준으로 32.8%로 국민 3명당 1명꼴로 나타났습니다. 문제는 그 증가 속도가 빨라지고 있다는 것입니다. 건강보험심사평가원의 자료에 의하면 당뇨병 진료 인원도 2003년도에 154만 명에서 2009년도에는 215만 명으로 계속 늘어나고 있습니다.

사카린은 제로 칼로리이기 때문에 비만 예방과 다이어 트에 효과가 있다는 것은 이미 입증된 사실입니다. 또한 무설탕 성분으로 당질 반응이 전혀 없어 혈당 농도에 아무런 영향을 주지 않으며, 체내에서 대사나 흡수가 없이 모두 배설되므로 외국에서는 당뇨 예방뿐 아니라, 당뇨 병 환자를 위한 식품에 널리 사용되고 있습니다.

사카린은 아스파탐, 아세설팜칼륨, 수크랄로스, 스테 비올배당체 등의 다른 대체 감미료들과 비교해보면 용 해도, 내열성, 안정성, 가격 경쟁력에서 단연 1위입니다. 설탕이나 다른 감미료들의 심한 견제를 받아온 데는 아 마 그런 이유도 있을 것입니다.

이젠 우리나라도 미국이나 EU와 같은 수준으로 사카 린 사용 기준을 개정하여 다양하고 품질 좋은 저칼로리, 무설탕 식품의 개발을 촉진하여 비만과 당뇨의 요인을 줄여나가야 할 것입니다. 사카린이 가지고 있는 이런 장 점을 활용하여 사용 범위를 늘려나가면 국민 건강은 물 론, 물가 안정에도 기대 이상의 역할을 할 것입니다. 지 금의 사용 기준을 고수한다면 설탕을 공급하는 몇몇 대 기업들에게는 도움이 될 것입니다. 그러나 국가와 국민에게는 아무런 혜택을 주지 못할 것입니다."

미흡한 규제 완화

이러한 노력 덕분이었을까? 그 해 7월부터 약간의 움직임이 감지됐다. 보건복지부가 아이스크림이나 과자와 같은 어린이 기호 식품의 열량이 우려할 수준을 이미 넘어 고(高)칼로리화 되고 있어 관련법 개정을 추진하고 있다고 발표한 것이다.

우리는 이에 자극을 받아 사카린의 사용을 어린이 식품에도 확대함으로써 소아 비만 방지에도 일조를 해야 한다는 내용의 진정서를 만들어 식약처에 전달했다.

마침내 식약처는 2011년 11월 사카린나트륨의 관리 방안이라는 주제로 제46회 식품의약품 안전포럼을 열었다. 사카린의 안전성을 확인하고, 규제를 완화하는 문제를 논의하고자 하는 자리였다. 우리 회사에도 패널로 참석해달라는 초청장이 왔다.

이미 한 달 전 식약처에서는 같은 주제로 자문회의를 개최해 이날 발표될 내용을 사전에 점검했다. 그리고 그 회의에서 이미 사카린의 허용 범위에 대해 의견이 모아져 구체적인 내용이 언론을 통해 보도되기까지 했다. 포럼에는 우리 회사의 간부도 참석했으나 패널 중 몇몇은 앞서의 자문회의에 참석했던 인사들로 채워져 있었고, 자문회의에서 모아졌던 의견을 재확인하는 것 외에는 그 어떤 의미도 찾기 어려웠다.

이에 우리는 다시 식약처에 진정서를 냈다.

"사카린은 남녀노소 모든 계층에 안전하게 사용할 수 있습니다. 어린이뿐만 아니라 심지어 임산부나 수유 중인 여성에게도 안전하게 사용할 수 있다고 보고하고 있습니다. 이런 정도로 사카린은 그 안전성에 대한 평가를 받았음에도 어린이 기호식품이라는 이유를 들어 이런 식으로 규제를 계속한다면(어린이 기호 식품 중 음료류, 어육 가공품은 사카린나트륨 사용이 이미 허용되어 있음), 사카린에 대한 오도로 야기된 국민들의 불안은 언제 어떻게 바로 돌려놓을 수 있습니까?

국제표준규격(CODEX), 미국, EU, 일본 등의 사용 기준에도 어린이 기호 식품은 별도의 규제 없이 허용하고 있습니다. 지난해 말 미국 환경보호청이 사카린을 유해 물질 항목에서 제외하자 오바마 대통령은 〈월스트리트저널〉의 기고문을 통하여 환경보호청이 사카린을 유해 물질 항목에서 제외한 것은 현명한 판단이었다고 평가하고, 사카린의 안전성을 역설해주었습니다. 비록 사소한 것일지라도 사카린에 대한 잘못된 인식에는 정부에도 책임이 있으며, 그런 인식을 바로잡는 것 또한 정부의 몫이기에 그렇게 해서라도 사카린의 안전성을 역설해준 것이라고 생각합니다."

그러나 이런 몸부림에도 불구하고 2012년 3월 발표된 사카린 규제 완화 품목은 추잉껌, 잼류, 양조 간장, 소스류, 토마토케첩, 조제 커피, 탁주, 소주 등 8개 품목에 한정되었다. 우리가 바라던 빵, 과자류, 아이스크림, 빙과, 캔디 등 어린이 기호 식품은 여전히 제외되었다.

나의 실망은 컸다. 도대체 무엇이 사카린의 규제 완화를 막고 있나 의문이 들기도 했다. 설탕 산업일까? 국민 정서일까? 홍보 부족일까?

사카린 소송

나는 실망했지만 절망하지는 않았다. 나는 마음을 단단히 먹고 다시 투쟁에 나서기로 했다. 식약처를 상대로 극약 처방이랄 수 있는 행정소송을 제기키로 한 것이다.

2012년 9월 나는 식약처가 빵, 과자류, 캔디, 아이스크림, 빙과에 대한 사용 규제를 풀지 않은 데 대해 행정소송을 제기했다. 허용 품목에서 제외된 어린이 기호식품들에 사카린을 쓸 수 없게 한 것은 잘못이므로 쓸 수 있게 해달라는 것이었다.

이 소송으로 우리 회사와 식약처와의 관계는 최악의 상태로 접어들었다. 회사에 불이익이 올지도 모른다며 나를 걱정해주는 사람이 많았고, 회사 내부에서도 소송에 반대하는 소리가 높았다. 그러나 나는 설사 불이익이 있더라도 행정소송을 제기하라고 지시했다. 진실이 있는데 무슨 걱정이냐고 직원들을 독려했다.

사카린의 안전성에 관한 국제기구들의 발표 내용, 각국의 사카린 사용 기준, 사카린 사용 기준 확대에 따른 노출량 및 안전성 평가, 미국 FDA에 사카린 사용 기준에 대한 질의 및 응답 내용 등의 자료를 모두 챙겨서 법원에 제출했다.

지루한 공방 끝에 2013년 5월 9일 서울행정법원 행정2부에서 1심이 선고됐으나, 결과는 회사의 패소였다. 그 판결 논리는 이러했다.

"국제적으로 사카린의 하루 섭취 허용량이 정해져 각국이 사용기준을 관리하고 있다. 귀사가 신청한 품목들에 사용을 허용할 경우 섭취량이 급격히 증가할 것으로 예측된다. 이번 판결에서는 어린이 등 취약 계층의 섭취량 급증을 막을 필요가 있어 해당 품목을 제외한 점, 오랫동안 사카린이 해로운 물질로 인식돼 왔고 아직 국민 불안감이 완전히 해소되지 않은 점을 고려했다."

나는 이런 논리를 이해할 수 없었다. 그래서 곧바로 서울고등법원에 항소했다. 2심에서는 사카린의 규제를 풀어도 섭취량 증가에 따른 위해 우려가 없다는 연구 결과를 가지고 식약처와 공방을 벌였으며, 사카린과 유사한 인공 감미료인 아스파탐이나 수크랄로스는 품목 규제를 하지 않으면서 사카린만 엄격하게 품목 제한을 하는 것은 형평성에 어긋난다는 이유를 내세웠다.

2심 소송이 진행되고 있는 가운데 갑자기 식약처로부터 연락이 왔다. "소송 중인 사안은 법원의 결정이 나기까지는 검토 자체를 할 수 없으며, 문제를 풀기 위해서는 정식으로 절차를 밟는 것이 바람직하다"면서 규제 완화를 검토하겠다는 긍정적인 시그널을 보내온 것이었다.

여러 가지 검토 끝에 나는 2013년 10월에 소송을 취하했다. 그리고 다시 큰 기대를 안고 2013년 11월, 사용 규제 완화를 위한 신청 서류를 식약처에 제출했다.

결국 2014년 7월이 되자 식약처는 사카린 사용 기준 신청 내용을 수용하는 행정 예고를 발표했다. 10월에는 고시 개정을 통하여 빵, 과자류, 아이스크림, 빙과, 캔디, 초콜릿 등 어린이 기호 식품에 대해서도 사용을 허용했다.

가상 재판

우리는 행정소송 1심에서 비록 패소를 했지만, 한 잡지가 일반인들을 배심원으로 삼아 실시한 가상 재판에서는 승소한 경험이 있다.

월간 잡지 〈과학 소년〉은 2011년 9월호에서 「인공 감미료, 사카린 유죄? or 무죄?」라는 제목으로 가상 재판을 실시했다. 찬성하는 측과 반대하는 측의 주장을 만화로 제시하고, 독자들을 상대로 사카린에 대한 평가를 해 본 것이다.

이 잡지는 서문에서 이렇게 제시했다. "30여 년 동안 사카린의 식품 사용에 대해 엄격한 규제를 가하던 미국 보건 당국이 2001년 사카린 사용은 안전하다고 선언하면서, 사카린은 미국 내에서 자유롭게 사용되고 있어요. 이런 상황에서 국내에서도 사카린 사용을 확대해야 한다는 목소리가 높아지고 있지요. 도대체 어떻게 십 여 년

동안 사카린이 유해 물질로 지정됐다가 오명을 벗게 된
걸까요? 아직도 사카린에 대한 사람들의 부정적인 시선
이 많은 이유와 사카린 규제 허용을 둘러싼 논란, 과학
시민법정에서 판가름해볼까요?"

여기서 원고(原告)는 '우리 국민들의 건강과 안전을 책
임진다는 막중한 의무감을 갖고, 식품첨가제에 대해 해
박한 지식을 갖춘 코리아 식품보건 당국의 연구원 출신
국장 최깐깐'이었고, 피고(被告)는 '사카린은 다른 인공 감
미료에 비해 엄청난 차별을 받고 있다며 코리아 식품보
건 당국에 사카린에 대한 첨가물 규제 완화를 요청한 제
조업체 사카린의 최고야 대표'였다.

10월호에 그 판결이 나왔다. 시민 배심원들은 72:28
로 사카린이 무죄라는 결론을 내렸다. 나는 내가 무죄판
결을 받은 것처럼 기뻤다. 이 잡지를 읽으면서 나는 올바
른 홍보만 한다면 사카린에 대한 잘못된 인식을 바꿀 수
있다고 굳게 믿게 됐다.

코헨과 후쿠시마

사실 그동안 나의 노력이 헛발질로만 일관한 것은 아

니다. 나의 사카린 무해 주장에 알게 모르게 동조해준 분들이 각계에 여럿 있었다.

중앙대학교 산업과학대학 식품공학과 하상도 교수나 강릉 원주대학교 식품영양학과 이원종 교수, 서울대 식품영양학과 권훈정 교수, 서강대학교 자연과학부 이덕환 교수 등 많은 학자들은 각종 연구와 기고문을 통해 사카린의 안전성을 주장해왔다. 특히 이덕환 교수가 2011년 한 기고문에서 한 말은 지금도 내 기억에 또렷하다.

"이제 사카린에 대한 부정적인 국민 정서는 더 이상 설 자리가 없어지고 있다. (중략)

사카린을 비롯한 합성 식품 첨가물이 꼭 필요한 경우도 있다. 설탕이나 꿀과 같은 천연 감미료를 먹을 수 없는 당뇨 환자에게 사카린은 신선이나 먹을 수 있는 암브로시아(그리스 신화에서 신들이 먹는 음식, 또는 음료)와 같은 것이다. 사카린은 우리의 소화계에서 흡수되지 않고 배설되어 버리는 것으로 알려져 있다.

식품에 대한 선정적이고 무책임한 언론 보도는 반드시 사라져야 한다. 꿀벌을 앞세워 위해성을 입증하겠다는 황당한 텔레비전 실험이나 낡은 정보만 되풀이하는 엉터리 전문가도 퇴출시켜야 한다. 이제는 시청자와 독자가 나서야 한다. 엉터리 보도에 책임을 물어야 한다."

정하균 의원(미래희망연대)도 국정감사에서 직접 사카린 규제 완화의 필요성을 지적해주었다. 국회 보건복지위원회 소속인 정 의원은 2011년 9월 식약처에 대한 국정감사에서 "사카린은 감미도와 가격 경쟁력이 높아 산업 발전, 물가안정 등 많은 장점을 가지고 있고, 체내에 축적되거나 흡수되지 않기 때문에 당뇨와 비만문제 해결에도 큰 도움을 줄 수 있다. 게다가 암 유발물질이라는 논란도 해결된 만큼, 현재의 불합리한 규제를 개선할 필요가 있다"고 지적했다.

한편 나는 국제적인 전문가들과도 만나 새로운 지식 흡수에도 힘썼다. 2012년 6월 14일, 대전에서 한국 식품과학회 주관 학술 대회가 열렸을 때, 세계적인 독성학 권위자 일본의 후쿠시마 쇼지 박사가 참석해 사카린의 안전성에 관해 발표를 했다. 나는 인사도 나누고 사카린의 안전성을 알리는데 필요한 조언도 얻을 겸해서 만나려 했다.

그러나 그 때는 후쿠시마 박사의 일정상 만나기가 힘들었다. 나는 일정을 조정해 그 해 11월 22일 일본 도쿄로 날아가서 그를 만나 사카린의 안전성을 규명한 연구에 대한 많은 이야기를 듣고 왔다.

2013년 6월 28일에는 한국 영양학회와 국제 생명과

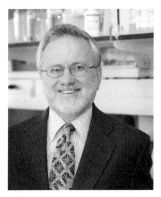
| 심포지엄 참석 차 방한했던 코헨 교수

학회가 공동 주관하는 탄수화물에 관한 심포지엄이 열렸다. 이 때 사카린의 안전성에 관한 세계적 권위자인 미국 네브라스카 주립대학의 사무엘 코헨 교수가 초빙됐었다.

코헨 교수는 「사카린의 안전성 제고」라는 주제의 논문을 통해 사카린에 대한 잘못된 정보를 과학적인 연구 결과를 바탕으로 명확하게 분석하고 지적했다. 나는 심포지엄이 개최된 날 코헨 박사와 후쿠시마 박사를 같이 초빙해 사카린의 안전성 연구 과정에 관해 많은 이야기를 나누었다.

코헨 박사는 2008년에 행한 실험 결과를 발표하며 사카린 안전성에 대해 이렇게 결론을 내린 적이 있다.

"사카린은 광범위한 독성 평가를 받은 화학물질의 하나로, 1879년 발명 이후 오랜 기간 논란이 있었다. 방광암과 관련된 쟁점은 쥐에서만 일어나는 것으로, 고농도의 투여 시 발생하는 것으로 확인됐다. 사카린에 관한 연구에서 사용된 방법과 쟁점들은 화학물질에 대한 독물

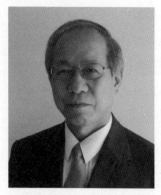

| 세계적인 독성학 권위자인 일본의 후쿠시마 쇼지(福島昭治) 박사

학, 역학 및 위험성 평가의 과학적 범위를 확장시키는 데 기여하기도 했다. 이로써 사카린은 인체의 발암 위험이 없다는 사실이 입증됐다."

후쿠시마 박사와는 2014년 7월에도 만나 우리 회사가 실시한 어류 독성 실험 결과에 대하여 토론하고 의견을 주고받기도 했다.

국산 사카린의 순도

JMC가 2010년 자체 조사한 결과에 따르면 중국산 사카린에서는 6종(Methyl anthranilate, Benzamide, 2-chlorobenzamide, 1,2-bebzisotiazoline-3-one, N-methyl saccharin, 2-chlorobenzene sulfonamide)의 불순물이 검출된 것으로 나타났다. 그 중 인체에 유해한 물질로 알려진 벤자마이드도 약 1~3.5ppm이나 검출됐다.([표 15] 참조)

[표 15] 국산/중국산 사카린의 순도 비교

구분	국산(JMC)	중국산
1. 색도(pt/Co: 20% Sol)	6(white)	14~43(faint yellow)
2. 냄새	없음	있음
3. BIT(1,2-benzisothiazoline-3-one)	–	2.4~328.33ppm
4. MA(Methyl anthranilate)	–	0.3~2.01ppm
5. Benzamide	–	0.85~3.51ppm

그러나 JMC 사카린에서는 이런 것이 검출되지 않는다. 거의 순도 100%다.

이런 결과가 보여주듯이 한국산 사카린의 품질은 널리 인정을 받아 지난 30여 년 동안 고품질의 소재로서 국내외에 유통되고 있다. 주로 높은 가격 시장인 식음료와 의약품 시장, 특히 해외로 대부분이 수출돼왔다. 국내 생산 제품의 주요 소비처로는 세계 유수의 식품업체, 제약업체 및 생활용품업체 등으로 판매처가 다양해지고 있다.

미국에서 당뇨병 환자들에게 인기가 높은 설탕 대체제인 스위트앤로에 쓰이는 원재료도 모두 JMC의 사카린이다.

제약품과 제약에 첨가되는 첨가물의 기준과 품질을 규정하고 있는 것으로 약전(pharmacopoeia)이라는 것이 있다. 그런데 세계 모든 약전들이 공히 사카린의 제조와 품질 기준을 우리 사카린을 기준으로 삼고 있다.

또한 미국의 약전(USP)에서는 모든 제약용 물질에 대한 공인된 표준 샘플을 전 세계 분석기관에 판매한다. 그런데 USP가 판매하는 사카린이 바로 JMC가 생산해 USP에 공급한 제품이다.

맺음말

거짓은 노예와 군주의 종교다.
진실은 자유로운 인간의 신이다.
– 고리키 –

내 주변 사람들은 나를 '사카린 박사', '사카린 전도사'라고 부른다. 물론 그런 말에는 조롱기가 없지 않음을 모르는 바는 아니다. 사카린이라는 소리가 나오면 흥분이 되어 말이 많아지는 것을 어쩌랴.

그러나 내심으로는 그렇게 불러 주는 것이 좋다.

그렇다고 내가 사카린제조 회사를 가지고 있기 때문에 그런 것은 아니다. 회사 사람들 말대로 현재 상태로도 회사 경영은 아무 문제가 없다. JMC 사카린 부문 매출의 90%는 수출로 일어난다. 내수는 그 비중이 크지 않아 국내의 사용 규제가 완화되지 않더라도 아무 문제가 없다.

내가 가슴 아파하는 것은 우리나라의 사카린에 대한 규제가 심하다는 것 때문도 아니다. 그 규제는 시간이 지나면 언젠가는 더 풀릴 것이다. 일부 시민, 환경 단체의 비난도 나는 얼마든지 이해할 수 있다. 우리가 먹는 식품에 혹시라도 조그만 문제가 있다면 지적을 하는 것은 당연하다.

문제는 잘못된 정보 탓에 일반 소비자들이 사카린을 백안시하는 것이다. 사카린이 암을 유발한다든지, 유전자 돌연변이를 일으킨다든지, 혹은 사카린은 불량 식품에 들어가는 것으로 어린아이들에게 좋지 못한 영향을 준다든지 하는 주장이 정설처럼 흘러 다닌다. 게다가 또 일부에서 이를 부채질하는 것을 보면서 착잡한 심정을 금할 길이 없다.

1980년대만 하더라도 식품에서 사카린이 눈에 띄면 불량 식품이 발견된 듯이 난리를 치곤했다. 한 소주 회사가 자체적으로 소주에 사카린 사용을 중단하자 대단한 용단을 내린 듯이 시민단체의 찬사를 받은 일도 있었다.

그것은 당시 진실을 몰랐기 때문이다. 그러나 이제는 사카린이 안전하다는 것이 국제적으로 정설이 돼 있다. 그럼에도 불구하고 우리나라에는 아직도 사카린에 대한 의심이 불식되지 못하고 있다.

2014년 2차로 사카린 규제가 풀렸을 때, 일부 소비자 단체는 "어린이용 기호 식품에 사카린이 사용되게 됐다"며 이를 비난하는 성명을 내기도 했지만 나로서는 여간 서운한 이야기가 아니었다. 사카린이 들어가지 않은 것에는 무엇이 들어갔는지 한번 살펴보시기를 권한다. 더 유해한 것이 들어있는 것은 아닌가?

우리 회사의 사카린을 납품받는 한 막걸리 회사 사장은 나에게 사카린을 막걸리에 첨가할 경우 품질이 좋아진다고 찬사를 보내면서도, 막상 사카린을 넣는다는 사실을 드러내놓고 얘기하지는 않는다고 고백한 적이 있다. 일반 소비자들이 아직도 사카린에 대해 무슨 생각을 갖고 있는지 모르기 때문이라는 것이다.

국내에서 생산되는 콜라에는 아스파탐이 들어간다. 그러나 같은 회사의 다이어트 콜라지만, 미국에서 제조돼 용산 미8군에 납품되는 콜라에는 사카린이 들어가 있다.

회사 직원들이 식음료 제과업체를 찾아다니며 사카린의 안전성을 설명하면 다들 이해하며 고개를 끄덕인다고 한다. 하지만 최종 대답은 거의 대부분이 "조금 더 기다려 보자"는 것이라는 보고였다.

소비자들 중에는 사카린이 안전하다는 사실은 알지만

뭔가 조금 찜찜하다는 이야기를 하는 사람도 많다. 그 '뭔가 찜찜하다는 것'이 무엇일까?

사카린 제조업자로서 내가 양심을 속여 가며 사카린을 더 많이 팔기 위해 뛰어 다닌다고 누군가 의심의 눈초리를 보내는 것은 아닐까? 이런 생각이 들면 나는 자다가도 벌떡 일어나 한숨을 쉰다.

내가 바라는 것은 사카린에 대해 모든 사람이 올바른 이해를 갖는 것이다. 설탕을 먹어서는 안 되는 당뇨병 환자나 비만 환자들 가운데 사카린의 존재를 모르는 사람이 한 사람이라도 있어서는 안 되겠다고 나는 생각한다. 당뇨병과 비만을 피하려는 사람들도 사카린을 먹고 좋은 효과를 보기 바란다.

이 책은 그동안 누명을 쓰고 지하 감옥에 갇혀 있던 사카린에 보내는 위로다. 그리고 사카린을 새로 써보고 인생의 새로운 맛을 느끼고 있는 사람들에게 보내는 진정한 격려다.

나는 사람들이 나를 보고 "저 사람은 사카린을 만들어 사회에 유익한 일을 했다"고 칭찬해주는 날을 은근히 그리고 있는지도 모른다.

서투른 글이지만 이 책을 만드는데 격려를 해주신 많은 분들께 감사를 드린다. 이 책에 인용된 글들은 그 출처를 최대한 밝히려 했으나 본의 아니게 지나친 부분이 있다면 많은 양해를 구한다. '한 사람의 글을 베끼면 표절이지만 많은 사람의 글을 베끼면 학문'이라는 어디서 주워들은 말을 핑계 삼아 부끄러움을 무릅쓰고 글을 써 보았다.

그동안 묵묵히 우수한 사카린을 만들기 위해 고생한 JMC 임직원들과 사카린의 안전성을 세상 사람들에게 알리기 위해 노력한 각계의 여러분들, 그리고 이 책이 나오기까지 고생해준 기파랑 관계자 여러분들께 감사의 말씀을 올린다.

비만·당뇨 환자여, 사카린을 먹어라

1판 1쇄 발행 2015년 5월 1일
2판 3쇄 인쇄 2020년 9월 25일

지은이 · 김동길
펴낸이 · 안병훈
펴낸곳 · 도서출판 기파랑
디자인 · 황은경
등 록 · 2004. 12. 27 제300-2004-204호
주 소 · (03086) 서울시 종로구 대학로8가길 56 동숭빌딩 301호
전 화 · 02-763-8996(편집부) 02-3288-0077(영업마케팅부)
팩 스 · 02-763-8936
이메일 · info@guiparang.com
홈페이지 · www.guiparang.com
©김동길, 2015

ISBN 978-89-6523-868-3   03510